全国高等职业技术教育卫生部规划教材配套教材

供临床、护理、医学影像技术、口腔医学技术、药学、检验等专业用

生 理 学
学习指导及习题集

主 编 彭 波

副主编 潘丽萍 王加真

编 者（以姓氏笔画为序）

马 艳（青海卫生职业技术学院）　　　　柳海滨（首都铁路卫生学校）

王 勃（黑龙江省第二卫生学校）　　　　高惠宁（哈尔滨医科大学附属第三医院）

王 静（黑龙江省卫生学校）　　　　　　高明灿（商丘医学高等专科学校）

王加真（山东医学高等专科学校）　　　　黄霞丽（襄樊职业技术学院）

刘兴国（大庆医学高等专科学校）　　　　彭 波（黑龙江省卫生学校）

刘艳荣（黑龙江省卫生学校）兼秘书　　　潘丽萍（浙江丽水学院医学院）

杨 月（黑龙江中医药大学附属第一医院）

人民卫生出版社

图书在版编目（CIP）数据

生理学学习指导及习题集 / 彭波主编 . —北京：人民
卫生出版社，2010.3
ISBN 978-7-117-12576-5

Ⅰ. ①生… Ⅱ. ①彭… Ⅲ. ①人体生理学 – 高等学校：
技术学校 – 教学参考资料 Ⅳ. ①R33

中国版本图书馆 CIP 数据核字（2010）第 005558 号

门户网：**www. pmph. com**	出版物查询，网上书店
卫人网：**www. ipmph. com**	护士、医师、药师、中医
	师、卫生资格考试培训

生理学学习指导及习题集

主　　编：彭　波
出版发行：人民卫生出版社（中继线 010-59780011）
地　　址：北京市朝阳区潘家园南里 19 号
邮　　编：100021
E - mail：pmph @ pmph. com
购书热线：010-67605754　010-65264830
　　　　　010-59787586　010-59787592
印　　刷：北京机工印刷厂
经　　销：新华书店
开　　本：787×1092　1/16　印张：9
字　　数：218 千字
版　　次：2010 年 3 月第 1 版　2020 年 4 月第 1 版第 13 次印刷
标准书号：ISBN 978-7-117-12576-5/R・12577
定　　价：17.00 元

打击盗版举报电话：010-59787491　E-mail：WQ@pmph.com
（凡属印装质量问题请与本社市场营销中心联系退换）

前　言

　　本书是以全国高等职业技术教育"五年一贯制"卫生部规划教材《生理学》（第2版）为依据编写，主要作为学生学习《生理学》（第2版）时的辅助教材，目的是帮助学生掌握生理学的学习内容和方法，提高学生的能力和素质，是一本启迪思考和解决问题的引导书。

　　本书的主要框架为学习纲要、知识旁引、能力训练和题例解析四部分。

　　学习纲要以条文形式将《生理学》（第2版）教材内容划分为掌握、熟悉和了解三级要求，便于学生把握学习重点，有利于学生的自学和复习。

　　知识旁引适当介绍生理学家获得某些生理学成果的思路和过程，及生理学基础知识在临床和生活实际中的应用与实践，有利于启迪思想，开阔视野，激发学生奋发向上的精神。

　　能力训练基本覆盖《生理学》（第2版）教材全部内容，突出重点内容，并与助理执业医师考试和护理执业考试的内容和要求相衔接，且附有参考答案，便于学生自我检测和反馈。

　　题例解析是对重点典型试题详细解析，分析答题思路和方法，帮助学生理解和掌握知识点，提高分析问题和解决问题的能力。

　　为了使生理学知识与临床和生活实际联系更加紧密和贴切，本书除《生理学》（第2版）教材的全部作者外，我们还在哈尔滨医科大学附属第三医院和黑龙江中医药大学附属第一医院特邀了两位从事临床实践工作的护士长参加本书的编写工作。

　　由于时间和水平的限制，本书难免会有不当或疏漏之处，我们诚恳地希望使用本套教材的师生能适时地提出你们的建议和指正，使本套教材能与时俱进，日臻完善。

彭　波

2009 年 12 月

目　　录

▶ 第一章

绪 论 ◀

一、学 习 纲 要

【掌握】 生命活动的基本特征；机体内环境和稳态的概念及生理意义；机体生理功能的反馈控制。

【熟悉】 机体生理功能的调节方式。

【了解】 生理学的任务和研究方法；机体与外环境之间的关系。

二、知 识 旁 引

1-1 生理学鼻祖

早在 1628 年，英国医生威廉·哈维（William Harvey）首次应用动物实验的方法，即在多种动物身上采用活体解剖的方法。经反复多次实验观察，第一次科学地阐明了血液循环的途径和规律，指出心脏是血液循环的中心，血液由心脏射入动脉，再由静脉回流入心脏而不断循环，并发表了著名的《心与血的运动》一书，这是历史上第一部基于实验证据的生理学著作，在生理学发展史上起到了里程碑的作用。恩格斯在自然辩证法中这样写道："哈维由于发现了血液循环而把生理学（人体生理学和动物生理学）确立为一门科学。"因此，威廉·哈维被公认为是近代生理学的奠基人。1926 年，中国人林可胜教授发起并成立了中国生理学会，由他发现的"肠抑胃素"也是中国人发现的第一个激素，因此，林可胜教授被公认为是中国近代生理学的奠基人。

1-2 内环境概念的提出

一百多年前，法国著名的生理学家克劳德·伯尔纳（Claude Bernard）首次提出了机体的内环境这一概念。他通过大量实验观察到，机体生存在两个环境中，一个是不断变化着的外环境，另一个是比较稳定的内环境。内环境就是围绕在多细胞动物体内细胞周围的体液，即细胞外液，包括血液、淋巴和组织液等。他还观察到内环境的理化性质变动非常小，同时又观察到高等动物机体许多特性保持恒定的程度高于低等动物，因而认为这种差异是由于在进化中发展了内环境的缘故。据此，他又进一步对生命现象进行了高度的概括：内环境的相对稳定是机体自由和独立生存的首要条件；身体中所有的生命机制，尽管种类不同，功能各异，但只有一个目的，就是使内环境保持恒定。

1-3 林格溶液（Ringer's solution）是怎样发现的

在 19 世纪 80 年代初期，英国医生塞达尼·林格（Sydney Ringer）就开始对离体蛙心进行实验探索。他用生理盐水灌注蛙心，一般能维持蛙心跳动半小时左右。1883 年，在他的一次灌注实验中发现，离体的蛙心竟持续跳动了好几个小时而仍未停顿下来，这使他非常惊讶，大惑不解。为了证实这一情况的存在，他叫来了他的助手，又连续灌注了四五只蛙心都是这样。但当他亲自配制新鲜的生理盐水后，蛙心仍只跳动约半小时。这时，他开始怀疑问题是否出在所用的灌注液上。于是就把专管配液人员找来。在严肃地追问下，这位配液人员才惶恐地道出原因。原来他在配制今天的生理盐水时，因蒸馏水不够，一时又找不来，就加入了水管中的自来水。林格抓住这个线索，对自来水进行了分析，发现自来水中含有 Ca^{2+}、K^+、Mg^{2+} 等元素，是能够使蛙心持续跳动的因素。进一步研究证明，如果灌注液中没有 Ca^{2+}，心室收缩就不能维持，在钠盐溶液中加入少量钙盐，则使收缩改善。在含有少量 Ca^{2+} 和 K^+ 的钠盐溶液中，蛙心可持续收缩数小时。就是这样，林格发现了以他名字命名的林格溶液，对实验生理学做出了很大的贡献。后人根据林格的这项基本发现，为了适应不同研究目的和需要，配制出了多种更为平衡的灌注液，如台氏液、洛氏液等，供我们今日实验室和临床的使用。从林格溶液的发现过程表明，真理可在探索错误的基础上获得。

三、能 力 训 练

（一）选择题

【A₁ 型题】

1. 人体生理学的任务主要是阐明
    A. 人体物理变化的规律
    B. 人体化学变化的规律
    C. 人体细胞的功能
    D. 正常人体功能及其生命活动规律的科学
    E. 人体结构和形态

2. 机体从环境中摄取营养物质，合成自身成分的过程，称为
    A. 新陈代谢　　　　B. 同化作用　　　　C. 异化作用
    D. 能量代谢　　　　E. 吸收

3. 维持人体某种功能的稳态主要依赖于
    A. 神经调节　　　　B. 体液调节　　　　C. 自身调节
    D. 正反馈　　　　　E. 负反馈

4. 内环境是指
    A. 血液　　　　　　B. 血浆　　　　　　C. 组织液
    D. 细胞内液　　　　E. 细胞外液

5. 正常成人体液总量约占体重的百分比为
    A. 45%　　　　　　B. 50%　　　　　　C. 55%
    D. 60%　　　　　　E. 65%

6. 电刺激肌肉标本引起肌肉收缩称为
    A. 反射　　　　　　B. 反应　　　　　　C. 反馈
    D. 应激　　　　　　E. 兴奋性

7. 机体对环境变化做出反应的基础是

A. 能量供应   B. 运动器官   C. 神经系统

D. 感觉器官   E. 兴奋性

8. 生物与非生物的主要区别在于

    A. 新陈代谢   B. 组成的元素   C. 物理规律不同

    D. 化学规律不同   E. 大分子化合物的有无

9. 神经调节的基本方式是

    A. 反馈   B. 反射   C. 负反馈

    D. 条件反射   E. 非条件反射

10. 衡量组织兴奋性高低的指标是

    A. 阈电位   B. 跨膜电位   C. 阈强度

    D. 动作电位   E. 静息电位

11. 破坏动物中枢神经系统后,下列何种现象消失

    A. 反应   B. 兴奋   C. 抑制

    D. 反射   E. 兴奋性

12. 反射活动的结构基础是

    A. 突触   B. 感受器   C. 反射弧

    D. 效应器   E. 中枢神经系统

13. 下列哪项**不属于**反射弧中的五个环节之一

    A. 中枢   B. 突触   C. 感受器

    D. 效应器   E. 传出纤维

14. 下列哪项**不是**非条件反射的特点

    A. 生来就有   B. 数量有限   C. 比较固定

    D. 形式低级   E. 反射中枢在大脑皮层

15. 人体内最重要的调节方式是

    A. 神经调节   B. 体液调节   C. 自身调节

    D. 正反馈   E. 负反馈

16. 下列生理过程中,属于正反馈调节的是

    A. 减压反射   B. 体温调节   C. 排尿反射

    D. 血糖浓度调节   E. 正常呼吸频率维持

17. 需要快速完成的生理活动的调节形式属于

    A. 神经调节   B. 体液调节   C. 自身调节

    D. 正反馈   E. 负反馈

18. 正常人体内环境的理化特性经常保持何种状态

    A. 固定不变   B. 相对恒定

    C. 随机多变   D. 绝对平衡

    E. 在一定时间内绝对不变

【B₁型题】

(19～22题共用备选答案)

    A. 感受器   B. 传入神经   C. 中枢

    D. 传出神经   E. 效应器

19. 皮肤黏膜的游离神经末梢属于

20. 迷走神经在减压反射中属于

21. 窦神经在减压反射中属于

22. 躯体运动神经属于

（23～27 题共用备选答案）

    A. 反应   B. 反射   C. 反馈

    D. 兴奋   E. 抑制

23. 望梅止渴属于

24. 情绪激动导致心跳加强属于

25. 刺激迷走神经导致心率减慢属于

26. 血糖降低后导致胰岛素分泌减少属于

27. 电刺激离体腓肠肌标本引起的收缩属于

（28～32 题共用备选答案）

    A. 神经调节   B. 体液调节   C. 自身调节

    D. 正反馈调节   E. 负反馈调节

28. 血液凝固属于

29. 维持稳态主要依赖

30. 脑血流量相对稳定主要依赖于

31. 人体动脉血压保持相对稳定主要依赖于

32. 调节速度快、作用范围较窄、持续时间较短的是

【X 型题】

33. 可兴奋组织通常指

    A. 皮肤   B. 肌肉   C. 神经

    D. 腺体   E. 淋巴细胞

34. 生物体所特有的基本特征包括

    A. 运动   B. 兴奋性   C. 自我更新

    D. 自我复制   E. 条件反射

35. 神经调节的特点有

    A. 定位准   B. 迅速   C. 作用持久

    D. 作用短暂   E. 作用广泛

36. 体液调节的特点是

    A. 持久   B. 定位准   C. 作用缓慢

    D. 作用范围广   E. 调节幅度小

37. 下列哪些属于条件反射的特点

    A. 生来就有   B. 数量无限   C. 比较固定

    D. 形式高级   E. 反射中枢在大脑皮层

38. 内环境的作用包括

    A. 为细胞提供营养物质   B. 为细胞提供适宜的理化条件

    C. 运送细胞的代谢产物   D. 限制细胞的活动空间

    E. 隔离细胞不使互相产生干扰

39. 下列关于稳态的描述，正确的有
    A. 内环境的理化性质是相对稳定的
    B. 稳态是机体的各种调节机制维持的一种动态平衡状态
    C. 负反馈是维持内环境稳态的重要途径
    D. 稳态的调定点是固定不变的
    E. 稳态是维持细胞正常功能的必要条件

40. 下列生理过程哪些属于正反馈
    A. 排尿　　　　　　　　B. 分娩　　　　　　　　C. 凝血过程
    D. 体温调节　　　　　　E. 血压相对恒定的维持

（二）填空题

41. 生命活动的基本特征有新陈代谢、_____ 和 _____ 等，其中以 _____ 为最基本的特征。

42. 新陈代谢包括 _____ 代谢和 _____ 代谢。

43. 反应的基本表现形式有 _____ 和 _____ 。

44. 可兴奋组织包括神经、_____ 和 _____ 。

45. 人体功能活动的调节方式有神经调节、_____ 和 _____ 。

46. 反射活动按形成过程可分为 _____ 和 _____ 两类。

47. 反馈包括 _____ 和 _____ 两种。

48. 负反馈的生理意义在于 _____ ，而正反馈的生理意义在于 _____ 。

49. 动物生理实验分为 _____ 和 _____ 两类。

50. 常见的正反馈调节除排尿反射、排便反射外，还有 _____ 和 _____ 。

（三）名词解释

51. 新陈代谢　52. 反应　53. 机体内环境　54. 兴奋　55. 稳态　56. 兴奋性　57. 反射　58. 阈强度（阈值）　59. 反馈　60. 负反馈

（四）简答题

61. 何谓稳态？有何重要生理意义？

62. 机体功能活动的调节方式有哪些？各有何特点？

63. 何谓负反馈、正反馈？它们在机体功能活动的自动控制调节中，各有何生理意义？

（五）参考答案

1. D	2. B	3. E	4. E	5. D	6. B
7. E	8. A	9. B	10. C	11. D	12. C
13. B	14. E	15. A	16. C	17. D	18. B
19. A	20. D	21. B	22. D	23. B	24. D
25. E	26. C	27. A	28. D	29. E	30. C
31. E	32. A	33. BCD	34. BCD	35. ABD	36. ACD
37. BDE	38. ABC	39. ABCE	40. ABC		

41. 兴奋性　生殖　新陈代谢

42. 合成　分解

43. 兴奋　抑制

44. 肌肉 腺体

45. 体液调节 自身调节

46. 非条件反射 条件反射

47. 负反馈 正反馈

48. 维持机体稳态 快速完成某一生理过程

49. 急性实验 慢性实验

50. 分娩 血液凝固

51. 新陈代谢：机体与环境之间不断地进行物质交换和能量交换，以实现自我更新的过程。

52. 反应：机体或组织接受刺激后所发生的一切变化。

53. 机体内环境：指体内细胞直接生存的环境，即细胞外液。

54. 兴奋：机体或组织接受刺激后，由相对静止变为活动状态或活动由弱变强。

55. 稳态：内环境的各种理化因素及各种化学成分的浓度等保持相对恒定的状态。

56. 兴奋性：指机体或组织对刺激发生反应的能力或特性。

57. 反射：在中枢神经系统的参与下，机体对刺激产生的规律性反应。

58. 阈强度（阈值）：引起组织发生反应的最小刺激强度。

59. 反馈：由受控部分向控制部分发送信息，以纠正或调整控制部分对受控部分的影响。

60. 负反馈：反馈信息与控制信息作用相反的反馈。

61. 稳态是指内环境的各种理化因素及各种化学成分的浓度等保持相对恒定的状态。稳态是机体维持正常生命活动的必要条件，是一种动态平衡。

62. 人体功能活动的主要调节方式有神经调节、体液调节和自身调节三种。神经调节作用迅速，准确，短暂；体液调节作用缓慢，但作用范围较广泛，作用时间持久；自身调节的作用比较局限，可在神经调节和体液调节尚未参与或并不参与时发挥其调控作用。因此，神经调节、体液调节和自身调节是人体功能调控过程中相辅相成、不可缺少的三个环节。

63. 负反馈是指反馈信息与控制信息作用相反的反馈，如血压、体温的调节等，其结果是使受控部分的功能活动保持相对稳定的水平，是维持稳态的重要机制。正反馈是指反馈信息与控制信息作用相同的反馈，如血液凝固、排尿、分娩等过程，其结果是使这些生理活动过程逐步增强直至完成。

四、题例解析

【A₁ 型题】

1. 能比较迅速反映内环境变动状况的体液是

　　A. 脑脊液　　　　　　　B. 血浆　　　　　　　C. 淋巴液

　　D. 尿液　　　　　　　　E. 细胞内液

参考答案解析：（B）

内环境指的是细胞外液，包括血浆、组织液、淋巴液、脑脊液和眼内液等。其中血浆在体内不断循环流动，是体液中最活跃的部分，是沟通各部分体液以及与外环境进行物质交换的场所，可及时反映内环境的变化和了解某些器官的功能状态，故答案 B 正确。

【X 型题】

2. 阈值越大，说明组织

    A. 兴奋性越高   B. 兴奋性越低

    C. 兴奋程度越高   D. 兴奋程度越低

    E. 越不容易发生反应

参考答案解析：（BE）

阈值即阈强度，是衡量组织兴奋性高低的指标，它与兴奋性呈反变关系，即阈值越大，组织的兴奋性越低，组织越不容易发生反应。但组织兴奋程度的高低与阈值无关，用阈值无法衡量，故答案 BE 正确。

3. 属于条件反射的是

    A. 谈虎色变   B. 望梅止渴

    C. 排尿反射   D. 进食引起胃液分泌

    E. 动物听到铃声分泌唾液

参考答案解析：（ABE）

排尿反射即膀胱内尿量达到生理容量时，刺激膀胱壁压力感受器兴奋，引起膀胱壁平滑肌收缩和尿道内、外括约肌舒张，导致尿液排出体外。进食后，食物刺激口腔引起唾液分泌和食物刺激胃黏膜的感受器引起胃液、胰液、胆汁等消化液分泌等，都是与生俱来，种族共有的一种初级神经活动。而谈虎色变、望梅止渴、动物听到铃声分泌唾液等都是后天获得的，是在非条件反射的基础上结合个体的生活实践而建立起来的一种高级神经活动，故答案 ABE 正确。

（高惠宁　彭　波）

第二章

细胞的基本功能 ◄

一、学习纲要

【掌握】 单纯扩散、易化扩散、主动转运；静息电位、动作电位的概念；骨骼肌神经-肌接头处兴奋的传递；兴奋-收缩耦联。

【熟悉】 出胞和入胞；静息电位、动作电位的产生机制；兴奋的引起和传导。

【了解】 细胞的跨膜信号转导功能；局部电位；骨骼肌的收缩原理；骨骼肌的收缩形式。

二、知识旁引

2-1 Na^+ 泵与细胞水肿

当细胞缺 O_2 或中毒时，引起线粒体损伤，细胞生物氧化障碍，ATP 生成减少，Na^+ 泵不能及时将流入细胞内的 Na^+ 泵出细胞外，在渗透压作用下，水被吸进细胞内，使细胞内的 Na^+、水增多而发生细胞水肿。例如，严重的脑缺 O_2，引起脑细胞水肿，将会导致颅内压升高甚至脑组织移位，发生脑疝。

2-2 影响离子通道的药物在临床中的应用

离子通道是细胞电活动的分子基础，目前有大量影响离子通道的药物应用于临床，发挥干预生理和病理过程的作用。例如，普鲁卡因等局部麻醉剂是 Na^+ 通道阻滞剂，通过阻滞 Na^+ 通道来阻止动作电位的产生和传导；苯妥英钠类抗癫痫药是通过抑制电压门控 Na^+ 通道和 Ca^{2+} 通道来抑制神经元放电，治疗癫痫发作的；格列本脲（优降糖）类降血糖药通过阻滞胰岛 β 细胞 K^+ 通道，使膜去极化，从而增加 Ca^{2+} 通道的开放速率和 Ca^{2+} 内流，促进胰岛素释放；地西泮（安定）类镇静药是通过促使 Cl^- 通道开放，增加 Cl^- 内流使突触后神经元超极化而发挥中枢抑制作用。

三、能 力 训 练

(一) 选择题

【A₁ 型题】

1. 葡萄糖进入红细胞是通过

    A. 单纯扩散   B. 易化扩散   C. 原发性主动转运

    D. 继发性主动转运   E. 入胞

2. 白细胞吞噬细菌属于
    A. 单纯扩散　　　　　　　B. 易化扩散　　　　　　C. 主动转运
    D. 入胞　　　　　　　　　E. 出胞

3. 肠黏膜上皮细胞对葡萄糖、氨基酸的吸收过程属于
    A. 易化扩散　　　　　　　B. 吞饮　　　　　　　　C. 继发性主动转运
    D. 原发性主动转运　　　　E. 吞噬

4. Na^+ 通道的阻滞剂是
    A. 河豚毒素　　　　　　　B. 阿托品　　　　　　　C. 酚妥拉明
    D. 维拉帕米（异搏定）　　E. 四乙基铵

5. 运动神经纤维末梢释放乙酰胆碱属于
    A. 单纯扩散　　　　　　　B. 易化扩散　　　　　　C. 主动转运
    D. 出胞　　　　　　　　　E. 入胞

6. 神经纤维膜上 Na^+、K^+ 通道属于
    A. 电压门控通道　　　　　B. 机械门控通道　　　　C. 化学门控通道
    D. 温度门控通道　　　　　E. 水通道

7. 蛋白质从细胞外液到细胞内液的转运方式是
    A. 易化扩散　　　　　　　B. 主动转运　　　　　　C. 出胞
    D. 入胞　　　　　　　　　E. 单纯扩散

8. 直接控制电压门控通道开闭的是
    A. 化学物质　　　　　　　　　　B. 温度改变
    C. 膜两侧物质浓度差变化　　　　D. 机械刺激
    E. 膜两侧电位差变化

9. 安静状态时，细胞内 K^+ 向膜外移动属于
    A. 单纯扩散　　　　　　　B. 载体易化扩散　　　　C. 通道易化扩散
    D. 主动转运　　　　　　　E. 出胞

10. 主动转运与被动转运的根本区别是
    A. 顺浓度差转运　　　　　　　　B. 需借助"载体"或"通道"帮助
    C. 转运大分子物质　　　　　　　D. 转运小分子物质
    E. 需消耗能量

11. 细胞膜内外正常 Na^+ 和 K^+ 浓度差的形成和维持是由于
    A. 膜安静时 K^+ 通透性大　　　　　B. 膜兴奋时对 Na^+ 通透性增加
    C. Na^+ 易化扩散的结果　　　　　　D. 膜上 Na^+-K^+ 泵的作用
    E. 膜上 Na^+ 泵和 Ca^{2+} 泵的共同作用

12. 在化学信号跨膜转导过程中，下列哪项可激活腺苷酸环化酶
    A. DG　　　　　　　　　　B. cAMP　　　　　　　C. IP_3
    D. G 蛋白　　　　　　　　E. Ca^{2+}

13. 骨骼肌的终板膜处
    A. 受体和离子通道是两个独立的蛋白质分子
    B. 递质和受体结合后不能直接影响通道蛋白质
    C. 受体与第二信使同属于一个蛋白质分子

D. 受体与离子通道是一个蛋白质分子

E. 受体通过第二信使触发肌膜兴奋

14. 肾小管上皮细胞主动重吸收葡萄糖的能量直接来自

    A. 葡萄糖浓度差   B. ATP 分解   C. 电位差

    D. Na^+ 浓度差势能   E. 磷酸肌酸分解

15. 静息电位形成的离子基础是

    A. Na^+ 内流   B. Cl^- 内流   C. Ca^{2+} 内流

    D. K^+ 内流   E. K^+ 外流

16. 当细胞受刺激，膜去极化达到阈电位水平时可激活

    A. Na^+ 通道   B. K^+ 通道   C. Ca^{2+} 通道

    D. Na^+ 通道和 K^+ 通道   E. Cl^- 通道

17. 第二信使是

    A. cAMP   B. ATP   C. ADP

    D. 乙酰胆碱   E. G 蛋白

18. 增加离体神经纤维浸浴液中 K^+ 浓度，静息电位的绝对值将

    A. 不变   B. 增大   C. 减小

    D. 先增大后减小   E. 先减小后增大

19. 动作电位在同一细胞传导时，其幅值

    A. 逐渐减小   B. 不衰减

    C. 先减小后增大   D. 先增大后减小

    E. 衰减与传导距离呈正比

20. 神经纤维动作电位的峰值接近于

    A. Na^+ 与 K^+ 浓度差

    B. K^+ 平衡电位

    C. Na^+ 平衡电位

    D. Na^+ 平衡电位与 K^+ 平衡电位之差

    E. Na^+ 平衡电位与 K^+ 平衡电位之和

21. 静息电位形成的前提条件是细胞在安静状态下

    A. 细胞膜两侧存在 Na^+ 浓度差

    B. 细胞膜两侧存在 K^+ 浓度差

    C. 细胞膜对 Na^+ 通透性大

    D. 细胞膜对 K^+ 通透性大

    E. 细胞膜两侧存在 K^+ 浓度差和细胞膜对 K^+ 通透性大

22. 增加细胞外液中 Na^+ 浓度时，单根神经纤维动作电位的幅度

    A. 增大   B. 减小   C. 不变

    D. 先增大后减小   E. 先减小后增大

23. 引起细胞爆发动作电位的直接原因是

    A. 阈上刺激   B. 激活 Na^+ 泵   C. Na^+ 通道开放

    D. 跨膜电位达到阈电位   E. 静息电位减小

24. 有关兴奋在同一细胞内传导的叙述哪项是**错误**的

A. 是由局部电流引起的逐步兴奋过程

B. 可兴奋细胞兴奋传导机制基本相同

C. 有髓神经纤维传导方式为跳跃式

D. 局部电流强度数倍于阈强度

E. 呈电紧张性扩布

25. 动作电位的主要组成部分是

    A. 阈电位　　　　　　　B. 锋电位　　　　　　　C. 负后电位

    D. 正后电位　　　　　　E. 局部电位

26. 可兴奋组织产生兴奋的共同标志是

    A. 肌肉收缩　　　　　　B. 腺体分泌　　　　　　C. 产生神经冲动

    D. 产生动作电位　　　　E. 产生局部电位

27. 阈电位是指

    A. 造成膜对 K^+ 通透性突然增大的临界跨膜电位值

    B. 造成膜对 Na^+ 通透性开始增大的临界跨膜电位值

    C. 造成膜对 K^+ 通透性开始增大的临界跨膜电位值

    D. 造成膜对 Na^+ 通透性突然增大的临界跨膜电位值

    E. 造成膜对 Na^+、K^+ 通透性突然增大的临界跨膜电位值

28. 给细胞一次阈下刺激引起的跨膜电位变化是

    A. 锋电位　　　　　　　B. 阈电位　　　　　　　C. 动作电位

    D. 后电位　　　　　　　E. 局部电位

29. 受体的化学本质是

    A. 脂质　　　　　　　　B. 蛋白质　　　　　　　C. 糖类

    D. 核酸　　　　　　　　E. 糖蛋白

30. Na^+ 泵抑制剂是

    A. 维拉帕米（异搏定）　B. 河豚毒素　　　　　　C. 哇巴因

    D. 阿托品　　　　　　　E. 胆碱酯酶

31. 肌收缩和舒张最基本的单位是

    A. 肌纤维　　　　　　　B. 肌原纤维　　　　　　C. 肌节

    D. 粗肌丝　　　　　　　E. 细肌丝

32. 兴奋-收缩耦联的结构基础是

    A. 肌节　　　　　　　　B. 终末池　　　　　　　C. 横管系统

    D. 三联管　　　　　　　E. 肌浆网

33. 安静时阻碍粗肌丝与细肌丝结合的物质是

    A. 肌球蛋白　　　　　　B. 原肌球蛋白　　　　　C. 肌动蛋白

    D. 肌钙蛋白　　　　　　E. ATP 酶

34. 骨骼肌兴奋-收缩耦联的因子是

    A. Na^+　　　　　　　　B. K^+　　　　　　　　C. Cl^-

    D. Ca^{2+}　　　　　　　E. 蛋白质

35. 骨骼肌是否发生强直收缩取决于

    A. 刺激强度　　　　　　B. 刺激频率　　　　　　C. 刺激持续时间

　　　D. 刺激种类　　　　　　　　E. 肌纤维的兴奋性高低

36. 骨骼肌细胞中横管的功能是

　　　A. Ca^{2+} 的贮存库　　　　　　　B. Ca^{2+} 进出肌纤维的通道
　　　C. 使兴奋传向肌细胞的深部　　　D. 使 Ca^{2+} 与肌钙蛋白结合
　　　E. 使 Ca^{2+} 通道开放

37. 能阻断神经-肌接头兴奋传递的物质是

　　　A. 河豚毒素　　　　　B. 四乙基铵　　　　　C. 阿托品
　　　D. 维拉帕米　　　　　E. 筒箭毒碱

38. 有机磷中毒时会出现

　　　A. 肌萎缩　　　　　　B. 重症肌无力　　　　C. 肌张力降低
　　　D. 肌纤颤　　　　　　E. 收缩能力下降

【B_1 型题】

（39～43 题共用备选答案）

　　　A. 极化　　　　　　　B. 去极化　　　　　　C. 复极化
　　　D. 超极化　　　　　　E. 反极化

39. 静息电位存在时细胞膜所处的"外正内负"的稳定状态称为

40. 膜内电位由 $-70mV$ 变为 $-50mV$ 称为

41. 膜内电位由 $-70mV$ 变为 $-90mV$ 称为

42. 膜内电位由 $+30mV$ 变为 $-70mV$ 称为

43. 膜两侧的电荷分布由"外正内负"转变为"外负内正"的过程称为

（44～45 题共用备选答案）

　　　A. Na^+　　　　　　　B. K^+　　　　　　　C. Ca^{2+}
　　　D. Cl^-　　　　　　　E. HCO_3^-

44. 神经细胞膜在静息时通透性最大的离子是

45. 神经细胞膜在受刺激兴奋时通透性最大的离子是

（46～49 题共用备选答案）

　　　A. 等长收缩　　　　　B. 等张收缩　　　　　C. 单收缩
　　　D. 不完全强直收缩　　E. 完全强直收缩

46. 骨骼肌收缩属于

47. 正常的心肌收缩属于

48. 肢体运动时，骨骼肌的收缩偏于

49. 人体站立时，骨骼肌的收缩偏于

【X 型题】

50. 细胞膜的功能有

　　　A. 屏障功能　　　　　B. 识别功能　　　　　C. 信号传递
　　　D. 物质转运　　　　　E. 生物氧化

51. 载体转运的特点是

　　　A. 特异性　　　　　　B. 竞争性抑制　　　　C. 消耗能量
　　　D. 饱和现象　　　　　E. 转运无机离子

52. K^+ 通过细胞膜的方式有

A. 单纯扩散　　　　　B. 载体易化扩散　　　　C. 主动转运

D. 出胞　　　　　　　E. 通道易化扩散

53. 局部电位的特点

A. "全或无"现象　　　B. 无不应期　　　　　　C. 衰减性传导

D. 去极化小于阈电位　 E. 可以总和

54. 以下属于出胞的生理过程是

A. 内分泌细胞分泌激素

B. 消化腺细胞分泌消化酶

C. 肾小管上皮细胞对葡萄糖、氨基酸的吸收

D. 白细胞吞噬细菌

E. 神经纤维释放递质

55. 兴奋-收缩耦联的过程包括

A. 兴奋通过横管传到三联管　　　B. 三联管的信号传递

C. 终末池释放和回收 Ca^{2+}　　　　D. 终末池对 Ca^{2+} 的贮存

E. Ca^{2+} 与肌钙蛋白结合

56. 下列物质转运属于主动过程的有

A. 肌浆中的 Ca^{2+} 回到终末池

B. 兴奋后膜内外离子浓度的恢复过程

C. 动作电位去极化过程

D. 动作电位复极化过程

E. 阈电位的形成过程

57. Ca^{2+} 的生理功能有

A. 参与兴奋-收缩耦联　　　　　B. 参与递质释放

C. 参与血液凝固　　　　　　　 D. 降低神经、肌肉的兴奋性

E. 参与心肌、平滑肌细胞的电活动

58. 细胞膜对物质主动转运的特点有

A. 逆浓度差转运　　　B. 消耗能量　　　　　　C. 借助泵的作用

D. 有特异性　　　　　 E. 由 ATP 供能

59. 与神经纤维兴奋具有同样意义的是

A. 神经冲动　　　　　B. 阈电位　　　　　　　C. 阈值

D. 动作电位　　　　　E. 静息电位

60. 关于骨骼肌兴奋与收缩的描述，正确的是

A. 肌肉的兴奋和收缩是两个不同的生理过程

B. 动作电位和肌肉收缩同时开始

C. 收缩时程比兴奋时程长得多

D. 强直收缩时，肌肉收缩可以融合而动作电位却不能融合

E. 肌肉兴奋是收缩的前提

（二）名词解释

61. 主动转运　62. 静息电位　63. 阈电位　64. 受体　65. 动作电位　66. 极化　67. 去极化　68. 复极化　69. 后负荷　70. 兴奋-收缩耦联

（三）填空题

71. 细胞膜的结构以 _____ 为基架，其中镶嵌着具有多种功能的 _____ 。

72. O_2 和 CO_2 通过细胞膜的物质转运方式是 _____ 。

73. Na^+ 内流需 _____ 的帮助，属于 _____ 转运，K^+ 内流需 _____ 的帮助，属于 _____ 转运。

74. 细胞膜跨膜信号转导的主要方式是 _____ 、_____ 、_____ 。

75. 当机体缺乏能量时，Na^+ 泵活动 _____ ，细胞内液量 _____ 。

76. 兴奋在有髓神经传导呈 _____ ，传导速度比无髓神经纤维 _____ 。

77. 动作电位在神经纤维上的传导是以 _____ 形式进行的。

78. 骨骼肌收缩的原理是 _____ 理论，肌纤维收缩是 _____ 向 _____ 滑行的结果。

79. 将肌肉一端固定，另一端悬垂重物，这种负荷称为 _____ 负荷，在一定范围内它与肌肉的 _____ 呈正变关系。

80. 动作电位的上升支的形成机制是 _____ ，下降支的形成机制是 _____ 。

81. 肌肉在后负荷条件下进行收缩时，先进行 _____ 收缩，当肌张力超过后负荷时，进行 _____ 收缩。

82. _____ 可单独阻断膜对 K^+ 通透性。

83. G 蛋白是 _____ 的简称。

84. 终板膜上的 N_2 型乙酰胆碱受体阳离子通道属于 _____ 。

85. 横桥具有 _____ 的作用，它与 _____ 结合后，其活性迅速增加。

（四）简答题

86. 简述细胞膜物质转运的方式及特点。

87. 简述 Na^+ 泵的本质、作用、生理意义。

88. 动作电位是怎样形成的？有何特点及意义？

89. 增加细胞外液 K^+ 浓度时，对细胞生物电有何影响？为什么？

90. 对比说出静息电位与动作电位的主要区别。

91. 试述阈刺激、阈电位、局部电位与动作电位之间的关系。

92. 简述骨骼肌神经-肌接头处兴奋传递的主要步骤。

93. 用肌丝滑行理论描述骨骼肌收缩和舒张的基本过程。

（五）参考答案

1. B	2. D	3. C	4. A	5. D	6. A
7. D	8. E	9. C	10. E	11. D	12. D
13. D	14. D	15. E	16. A	17. A	18. C
19. B	20. C	21. E	22. A	23. D	24. E
25. B	26. D	27. D	28. E	29. B	30. C
31. C	32. D	33. B	34. D	35. B	36. C
37. E	38. D	39. A	40. B	41. D	42. C
43. E	44. B	45. A	46. E	47. C	48. B
49. A	50. ABCD	51. ABD	52. CE	53. BCDE	54. ABE
55. ABCD	56. AB	57. ABCDE	58. ABCDE	59. AD	60. ACDE

61. 主动转运：小分子物质或离子在膜蛋白的介导下，逆浓度差或电位差消耗能量的跨膜转运过程。

62. 静息电位：细胞在安静状态时，存在于细胞膜两侧的电位差。

63. 阈电位：引起膜上 Na^+ 通道突然大量开放，触发动作电位的临界跨膜电位值。

64. 受体：指细胞中能识别各种配体，并与配体特异性结合，从而引起各种生物效应的蛋白质。

65. 动作电位：可兴奋细胞受到阈刺激或阈上刺激时，在静息电位的基础上发生的一次迅速的可扩布性电位变化。

66. 极化：静息电位存在时细胞膜所处的"外正内负"的稳定状态。

67. 去极化：以静息电位为基准，膜内负电位减小。

68. 复极化：细胞发生去极化后，跨膜电位再恢复到极化状态。

69. 后负荷：指肌肉在收缩过程中所承受的负荷。

70. 兴奋-收缩耦联：将肌细胞的电兴奋和肌细胞的机械收缩衔接起来的中介过程。

71. 脂质双分子层　蛋白质

72. 单纯扩散

73. 通道蛋白　被动　泵蛋白　主动

74. 离子通道型受体介导的信号转导　G 蛋白耦联受体介导的信号转导　酶联型受体介导的信号转导

75. 减弱　增多

76. 跳跃式传导　快

77. 局部电流

78. 肌丝滑行　细肌丝　粗肌丝

79. 前　初长度

80. Na^+ 内流　K^+ 外流

81. 等长　等张

82. 四乙基铵

83. 鸟苷酸结合蛋白

84. 化学门控通道

85. ATP 酶　肌纤蛋白

86.

转运方式		转运物质	转运方向	能量	借助膜蛋白
单纯扩散		O_2、CO_2	高浓度→低浓度	不需	不需
易化扩散	载体转运	葡萄糖、氨基酸	高浓度→低浓度	不需	载体蛋白
	通道转运	无机离子	高浓度→低浓度	不需	通道蛋白
主动转运	原发性主动转运	无机离子	低浓度→高浓度	需要	离子泵
	继发性主动转运	葡萄糖、氨基酸	低浓度→高浓度	间接需要	转运体
入胞	吞噬	大分子物质	细胞外→细胞内	需要	
	吞饮				
出胞		大分子物质	细胞内→细胞外	需要	

87. Na^+泵的本质是细胞膜上一种 Na^+-K^+ 依赖式 ATP 酶，当细胞内 Na^+ 浓度和（或）细胞外 K^+ 浓度增高时被激活，分解 ATP 获得能量，逆浓度差将 Na^+ 泵出膜外，将 K^+ 泵入膜内。生理意义①细胞内高 K^+ 为细胞内许多代谢反应所必需；②细胞内低 Na^+ 能维持细胞渗透压和细胞容积的稳定；③建立 Na^+ 跨膜浓度差，为继发性主动转运的物质提供势能储备；④Na^+、K^+ 分布的不均衡是维持细胞正常兴奋性的基础。

88. 细胞受到阈刺激或阈上刺激时，膜上大量 Na^+ 通道被激活，Na^+ 大量内流，膜内负电位迅速减小并消失，产生动作电位的上升支。当促使 Na^+ 内流的动力（浓度差）和阻止 Na^+ 内流的阻力（电位差）达到平衡时，Na^+ 净内流停止。此时动作电位达到最大幅值，称为 Na^+ 平衡电位。钠通道开放时间很短，随后失活关闭。此时膜上 K^+ 通道开放，K^+ 顺电位差和浓度差向细胞外扩散，膜内电位迅速下降，产生动作电位的下降支。

特点：①"全或无"现象。②不衰减性传导。③脉冲式。

意义：是细胞兴奋的共同标志。

89. 增加细胞外液 K^+ 浓度时，由于细胞膜内外 K^+ 浓度差减小，K^+ 外流动力减小，速度减慢，因而静息电位值减小；动作电位复极化速度减慢。

90.

	静 息 电 位	动 作 电 位
概念	细胞在安静状态时，存在于细胞膜两侧的电位差	细胞受到足够强的刺激时，在静息电位的基础上发生的一次迅速可扩布的电位变化
形成	K^+ 外流形成的电-化学平衡电位	上升支 Na^+ 内流形成的电-化学平衡电位
原理		下降支 K^+ 外流
特点	细胞膜外正内负	"全或无"现象；不衰减传导；脉冲式
意义	是细胞处于静息状态的标志	是细胞产生兴奋的标志

91. 阈刺激是细胞产生动作电位的外因，膜去极化达到阈电位水平是细胞产生动作电位的内因。阈刺激的作用是使膜去极化达到阈电位，而一旦达到阈电位，膜本身将依其自身的特性进一步去极化，此时的去极化不再依赖于刺激强度，跨膜电位的变化是一种自动的过程并直到动作电位结束。阈下刺激只能引起细胞轻度去极化，产生局部电位，但局部电位可以总和，一旦达到阈电位便可产生动作电位。

92. 神经纤维动作电位→接头前膜去极化→电压门控 Ca^{2+} 通道开放→Ca^{2+} 进入神经末梢→突触囊泡与接头前膜融合、释放乙酰胆碱→乙酰胆碱结合并激活终板膜上 N_2 型乙酰胆碱受体阳离子通道→终板膜对 Na^+、K^+ 通透性增高（主要是 Na^+ 内流）→终板电位→肌膜动作电位。

93. 肌细胞的收缩是肌节中粗肌丝和细肌丝相对运动的结果，当细肌丝向粗肌丝（M线）滑行时，明带变窄而暗带宽度不变。基本过程：运动神经兴奋→肌细胞膜兴奋→三联管兴奋→终末池释放 Ca^{2+}→Ca^{2+} 与肌钙蛋白结合引起原肌凝蛋白移位→横桥与肌纤蛋白结合，激活横桥上的 ATP 酶→细肌丝向粗肌丝（M线）滑行→肌节缩短，肌肉收缩。肌浆中 Ca^{2+}↑→激活钙泵（肌浆网上）→Ca^{2+} 泵回终末池使肌浆中 Ca^{2+} 浓度↓→Ca^{2+} 与肌钙蛋白解离，引起原肌凝蛋白复位→横桥与肌纤蛋白解离→细肌丝从粗肌丝之间滑出→肌节恢复原长度，肌肉舒张。

四、题 例 解 析

【A₁ 型题】

1. 有关 Na⁺ 泵说法**错误**的是

A. 具有 ATP 酶的活性

B. Na⁺ 与 K⁺ 逆浓度差转运

C. 是一种主动转运

D. 膜内外离子浓度不均匀分布，是维持细胞兴奋性的基础

E. 生理情况下，分解一分子 ATP，移出 2 个 Na⁺，移入 3 个 K⁺

参考答案解析：（E）

Na⁺ 泵又称 Na⁺-K⁺ 依赖式 ATP 酶，当细胞内 Na⁺ 浓度增高和（或）细胞外 K⁺ 浓度增高时被激活，分解 ATP 释放能量。每分解一个 ATP 分子，逆浓度差将膜外的 2 个 K⁺ 泵入膜内，同时将膜内的 3 个 Na⁺ 泵出膜外，从而维持膜内 K⁺ 浓度约为膜外的 30 倍左右，膜外 Na⁺ 浓度约为膜内的 10 倍左右。这种不均衡的分布是细胞产生生物电的前提条件，是维持细胞正常兴奋性的基础，故答案 E 正确。

2. 动作电位的"全或无"特点是指动作电位一旦产生，其幅值

A. 不受细胞外 Na⁺ 浓度变化影响　　B. 不受细胞外 K⁺ 浓度变化影响

C. 不受静息电位变化影响　　D. 不受传导距离影响

E. 不受刺激强度变化影响

参考答案解析：（E）

刺激强度未达到阈值时，动作电位不会产生；刺激强度一旦达到阈值，即可触发动作电位，而且其幅值立即达到最大，也不会因刺激强度的继续增强而随之增大。也就是说，动作电位要么不产生（无），一旦产生就达到最大（全），故答案 E 正确。

【X 型题】

3. 以整合蛋白介导的跨膜转运有

A. 载体易化扩散　　B. 通道易化扩散　　C. 原发性主动转运

D. 继发性主动转运　　E. 出胞和入胞

参考答案解析：（ABCD）

膜蛋白分为表面蛋白和整合蛋白，整合蛋白以其肽链一次或反复多次穿越膜的脂质双层。易化扩散是经载体和通道介导的跨膜转运，载体和通道都是贯穿于细胞膜的整合蛋白，转运过程不需要能量，是顺浓度差或电位差进行的被动转运；而逆浓度差或电位差进行的原发性主动转运是由离子泵介导的，离子泵也是贯穿于细胞膜的整合蛋白，具有 ATP 酶的活性，可将 ATP 水解为 ADP，并释放能量完成离子的跨膜转运；继发性主动转运是一种称为转运体的整合蛋白利用了细胞膜两侧的 Na⁺ 浓度差完成的跨膜转运；而出胞和入胞是借助于细胞膜的"运动"完成的跨膜转运。由于载体、通道、离子泵、转运体均是整合蛋白，故答案 ABCD 正确。

（刘艳荣）

► 第三章

血 液 ◄

一、学 习 纲 要

【掌握】 血液的基本组成及功能；血量的概念及正常值；血浆晶体渗透压和胶体渗透压的概念、组成及生理作用；红细胞、白细胞和血小板的数量及功能；ABO 血型系统的分型依据；血浆、血清的概念及区别；血液凝固的基本过程。

【熟悉】 血浆的酸碱度、主要的缓冲对及功能；体内的抗凝物质；纤维蛋白溶解的基本过程；输血原则。

【了解】 红细胞生成的条件与调节；Rh 血型系统的临床意义。

二、知 识 旁 引

3-1 血液透析

1854 年，苏格兰化学家托马斯·格雷厄姆（Thomas Graham）提出了透析的概念，他第一次提出晶体物质通过半透膜弥散，开创了渗透学说，被称为现代透析之父。1913 年，美国的约翰·亚伯（John Abel）等设计了第一台人工肾，用于动物，用弹性火棉胶制成管状透析器，进行动物实验。在透析这个概念提出的一百年后，也就是 1954 年，血液透析机开始投入批量生产。1955 年，美国人工器官协会宣布人工肾正式应用于临床。血液透析简称血透，是利用半透膜原理，将患者血液与透析液同时引入装有半透膜的透析器，通过弥散、对流和吸附，清除患者血液中的有害物质，并可通过过滤和渗透清除体内潴留过多的水分，同时补充机体需要的物质，纠正体内电解质紊乱，调整酸碱平衡。临床上是急、慢性肾衰竭和急性中毒患者的重要治疗手段。

3-2 血型的发现

1901 年，一位在维也纳大学病理解剖系的年轻助教卡尔·兰德斯泰纳（Karl Landsteiner），在对多份血液样品的红细胞与血清做交叉凝集试验时发现有三种现象产生，他分别用 A、B、O 型命名，并推断在人类的红细胞表面存在着特定抗原物质。1902 年，狄卡斯特洛（Decastello）和斯特利（Stuli）发现 AB 型。鉴于兰德斯泰纳在发现血型上为人类做出的重大贡献，1930 年的诺贝尔生理学或医学奖就奖励给了他。从此在给患者输血前做血型鉴定和与输血者血液做交叉配血试验，就成了输血的常规项目。这不仅大大地提高了输血的安全度，也开创了输血技术在临床上应用的新纪元。此后的几十年中又相继发现了 MNSs、P、Rh、Kell、Xg 等多种红细胞血型系统，也证实了白细胞、血小板、血清等都有各自的血型。

3-3 等渗溶液与等张溶液

与血浆渗透压相等的溶液，称为等渗溶液；临床上把能使悬浮于其中的红细胞保持正常形态和大小的溶液，称为等张溶液。此处所谓的张力是指不能自由通过红细胞膜的溶质颗粒所形成的渗透压。因此，等渗溶液不等于等张溶液。例如，1.9%尿素溶液虽是等渗溶液却不是等张溶液，红细胞置于其中即溶血，这是因为尿素分子可自由通过红细胞膜，并依其浓度差进入红细胞，导致红细胞内渗透压增高，水进入红细胞，使红细胞膨胀破裂而发生溶血。0.85%NaCl溶液，既是等渗溶液又是等张溶液；NaCl不易通过红细胞膜，因而不会发生上述现象。

三、能 力 训 练

（一）选择题

【A₁型题】

1.50kg的成年男性，其血量和血浆量分别约为

 A. 2500ml和1000ml   B. 5000ml和2500ml

 C. 4000ml和2000ml   D. 4500ml和3000ml

 E. 6000ml和3500ml

2. 血细胞比容是指血细胞

 A. 与血浆容积之比   B. 与血管容积之比

 C. 与白细胞容积之比   D. 占血液的容积百分比

 E. 与血浆中无机物的容积之比

3. 有关血浆晶体渗透压的叙述正确的是

 A. 占血浆渗透压的小部分

 B. 主要由白蛋白组成

 C. 与血浆容量有关

 D. 血浆晶体渗透压下降时，红细胞膨胀

 E. 血浆晶体渗透压升高时，血量增加

4. 构成血浆晶体渗透压的主要成分是

 A. 白蛋白   B. 葡萄糖   C. 球蛋白

 D. NaCl   E. KCl

5. 下列溶液中属于等渗溶液的是

 A. 0.1%NaCl溶液   B. 5%葡萄糖溶液   C. 2%尿素溶液

 D. 5%葡萄糖盐水   E. 9%NaCl溶液

6. 维持红细胞正常形态的重要因素是

 A. 组织液胶体渗透压   B. 血浆胶体渗透压

 C. 血浆晶体渗透压   D. 血浆白蛋白浓度

 E. 红细胞内血红蛋白含量

7. 血浆胶体渗透压的生理意义是

 A. 调节细胞内外水平衡

 B. 维持红细胞正常形态

    C. 维持血管内外电解质的含量

    D. 使水分通过毛细血管进入组织液

    E. 调节毛细血管内外水分交换，维持血容量

8. 红细胞沉降率加快的主要原因是

    A. 血浆球蛋白含量增多　　　　　　　　B. 血浆纤维蛋白原减少

    C. 血浆白蛋白含量增多　　　　　　　　D. 血浆球蛋白含量减少

    E. 血细胞比容改变

9. 血浆蛋白显著减少时，可引起

    A. 血浆渗透压显著降低　　　　　　　　B. 组织液生成增多

    C. 淋巴回流量减少　　　　　　　　　　D. 毛细血管通透性增加

    E. 有效滤过压下降

10. 血浆中何种物质浓度改变时，可能引起组织水肿

    A. NaCl 浓度升高　　　　　　　　　　B. 球蛋白浓度下降

    C. 白蛋白浓度下降　　　　　　　　　　D. A/G 比值增大

    E. 葡萄糖浓度升高

11. 成熟红细胞在下列哪种溶液中易发生溶血

    A. 0.65%NaCl 溶液　　　　　　　　　B. 5%葡萄糖溶液

    C. 1.9%尿素溶液　　　　　　　　　　D. 10%葡萄糖盐水

    E. 0.85%NaCl 溶液

12. 关于红细胞功能的描述，**错误**的是

    A. 运输 O_2 与 CO_2

    B. 可调节机体的酸碱平衡

    C. 其功能是通过血红蛋白实现的

    D. 红细胞破裂后的血红蛋白功能不变

    E. O_2 与血红蛋白结合成 HbO_2 而运输

13. 可引起小细胞低色素性贫血的是

    A. 骨髓抑制　　　　　　B. 长期慢性失血　　　　　　C. 肾衰竭

    D. 内因子缺乏　　　　　E. 脾功能亢进

14. 促进红细胞成熟的因子是

    A. 蛋白质和铁　　　　　B. 促红细胞生成素　　　　　C. 内因子

    D. 维生素 B_{12} 和叶酸　　E. 雄激素

15. 再生障碍性贫血的原因是

    A. 骨髓的造血功能抑制　　　　　　　　B. 维生素 B_{12} 和叶酸缺乏

    C. 蛋白质摄入不足　　　　　　　　　　D. 机体缺铁

    E. 红细胞脆性大

16. 缺乏内因子引起贫血的机制是

    A. 红细胞成熟和分裂障碍　　　　　　　B. 血红蛋白合成减少

    C. 造血原料不足　　　　　　　　　　　D. 促红细胞生成素减少

    E. 红细胞脆性增大

17. 红细胞在 0.45%NaCl 溶液中完全溶血，说明红细胞的

A. 脆性正常 　　　　　　　　B. 脆性小，膜抵抗力大

C. 脆性小，膜抵抗力小 　　　D. 脆性大，膜抵抗力小

E. 脆性大，膜抵抗力大

18. 红细胞在血管外破坏的主要场所是

A. 肾、肝 　　　　　　　B. 脾、肝 　　　　　　　C. 肾、脾

D. 胸腺、骨髓 　　　　　E. 骨髓、淋巴结

19. 关于白细胞功能的叙述，**错误**的是

A. 中性粒细胞可吞噬病原微生物

B. 单核细胞进入组织转变为巨噬细胞

C. 淋巴细胞参与特异性免疫作用

D. 嗜酸性粒细胞释放肝素、组胺等

E. 嗜酸性粒细胞与过敏反应有关

20. 机体化脓性细菌感染时，增多的白细胞主要是

A. 中性粒细胞 　　　　　B. 嗜酸性粒细胞 　　　C. 单核细胞

D. 淋巴细胞 　　　　　　E. 嗜碱性粒细胞

21. 在患某些寄生虫病或过敏反应时，增多的白细胞主要是

A. 中性粒细胞 　　　　　B. 嗜酸性粒细胞 　　　C. 嗜碱性粒细胞

D. 单核细胞 　　　　　　E. T 淋巴细胞

22. 白细胞中数量最少、能合成组胺和肝素的是

A. 中性粒细胞 　　　　　B. 嗜酸性粒细胞 　　　C. 嗜碱性粒细胞

D. 单核细胞 　　　　　　E. 淋巴细胞

23. 血小板参与

A. 吞噬作用 　　　　　　B. 生理性止血 　　　　C. 细胞免疫

D. 体液免疫 　　　　　　E. 运输

24. 血小板减少导致皮肤出现出血斑点的重要原因是

A. 血小板不易黏着 　　　　　　B. 血小板不易聚集

C. 毛细血管壁完整性受损 　　　D. 血管收缩功能障碍

E. 凝血功能减弱

25. 引起血小板聚集的最重要物质是

A. 肾上腺素 　　　　　　B. 5-羟色胺 　　　　　C. ADP

D. 凝血酶 　　　　　　　E. 胶原

26. 血液凝固的本质是

A. 血小板聚集 　　　　　B. 红细胞叠连 　　　　C. 血细胞凝聚

D. 纤维蛋白形成 　　　　E. 红细胞凝集

27. 血液凝固所析出的淡黄色液体称为

A. 血浆 　　　　　　　　B. 体液 　　　　　　　C. 血清

D. 细胞外液 　　　　　　E. 细胞内液

28. 血清成分的特点是

A. 血液去掉纤维蛋白原

B. 抗凝血液经离心沉淀的上清液

21

C. 血浆除去血浆蛋白的液体

D. 全血除去血细胞后的液体

E. 血浆去掉纤维蛋白原及某些凝血因子

29. 关于正常情况下血管内的血液不发生凝固的叙述，**错误**的是

A. 血管内膜光滑完整，因子Ⅻ不易被激活

B. 血流速度快，血小板不易黏附聚集

C. 血浆中含有多种丝氨酸蛋白酶抑制物

D. 蛋白质 C 可水解灭活因子Ⅴa 和因子Ⅷa，抑制因子Ⅹa 的活性

E. TFPI 直接抑制因子Ⅻa 的活性

30. 抗血友病因子是

A. 因子Ⅶ   B. 因子Ⅸ   C. 因子Ⅺ

D. 因子Ⅹ   E. 因子Ⅷ

31. 调节红细胞生成的主要体液因素是

A. 雌激素   B. 肾素   C. 甲状腺激素

D. 生长激素   E. 促红细胞生成素

32. 内源性凝血和外源性凝血的根本区别是

A. 前者发生在体内，后者发生在体外

B. 前者发生在血管内，后者发生在血管外

C. 前者只需体内因子，后者只需体外因子

D. 前者由因子Ⅻ启动，后者由因子Ⅲ启动

E. 前者速度慢，后者速度快

33. 枸橼酸钠抗凝机制是

A. 去掉血浆中纤维蛋白原   B. 与血浆中的 Ca^{2+} 结合而沉淀

C. 加强抗凝血酶的作用   D. 抑制凝血酶原激活

E. 与血浆中 Ca^{2+} 形成可溶性络合物

34. 肝素抗凝作用的机制是

A. 抑制因子Ⅹ激活   B. 增强抗凝血酶的活性

C. 促进纤维蛋白溶解   D. 去除 Ca^{2+}

E. 抑制血小板的作用

35. 血管损伤后止血栓能正确定位于损伤部位有赖于血小板的哪项特性

A. 黏附   B. 聚集   C. 收缩

D. 吸附   E. 释放

36. 在一般情况下，ABO 血型之间相互输血，主要考虑供血者的

A. 血清不被受血者的红细胞所凝集

B. 红细胞不被受血者的血清所凝集

C. 血清不被受血者的血清所凝集

D. 红细胞不被受血者的红细胞所凝集

E. 血清不被受血者的血浆所凝集

37. 下述哪种因子**不存在**于血浆中

A. 因子Ⅰ   B. 因子Ⅲ   C. 因子Ⅶ

D. 因子Ⅹ   E. 因子Ⅻ

38. 献血者为 A 型，经交叉配血试验，主侧不凝集，次侧凝集，受血者为
     A. B 型   B. AB 型   C. O 型
     D. A 型   E. A 型或 B 型

39. 关于 Rh 血型系统的描述，正确的是
     A. 血清中含抗 Rh 抗体者为 Rh 阳性
     B. 红细胞中含 D 抗原者为 Rh 阳性
     C. Rh 阴性者血清中含抗 Rh 抗体者
     D. Rh 阴性血不能输给 Rh 阳性者
     E. 汉族人 Rh 阴性率高达 99％

40. 下列关于 Rh 血型中的抗 Rh 抗体的描述，**错误**的是
     A. 为天然抗体   B. 属于 IgG
     C. 可以通过胎盘   D. 能凝集 Rh 阳性红细胞
     E. 可被临床化验检出

41. 血块回缩是由于
     A. 血凝块中纤维蛋白收缩   B. 血凝块中纤维蛋白降解
     C. 红细胞压缩叠连   D. 血小板收缩蛋白收缩
     E. 血小板黏附、聚集

【A₂ 型题】

42. 某人的红细胞与 B 型血的血清发生凝集，而其血清与 B 型血的红细胞不发生凝集，分析此人的血型为
     A. A 型   B. B 型   C. O 型
     D. AB 型   E. Rh 阳性

43. 男性，63 岁，肝硬化病史多年，经常牙龈出血，主要是由于
     A. 血小板减少   B. 某些凝血因子合成减少
     C. 维生素 K 减少   D. 抗凝血酶减少
     E. 血中抗凝物质增加

【B₁ 型题】

(44～45 题共用备选答案)
     A. Ca²⁺   B. 因子Ⅶ   C. 因子Ⅲ
     D. 因子Ⅻ   E. 因子Ⅱ、Ⅶ、Ⅸ、Ⅹ

44. 血液凝固各阶段都不可缺少的凝血因子是

45. 在肝细胞合成必须依靠维生素 K 参与的凝血因子是

(46～47 题共用备选答案)
     A. 吞噬作用   B. 生理性止血   C. 细胞免疫
     D. 体液免疫   E. 运输 O₂、CO₂

46. 中性粒细胞、单核细胞的主要作用

47. T 淋巴细胞的生理功能

(48～49 题共用备选答案)
     A. 凝集   B. 叠连   C. 凝固

    D. 聚集　　　　　　　　E. 纤溶

48. 血管损伤处血小板发生

49. A 型红细胞与 B 型血清混合时红细胞发生

（50～51 题共用备选答案）

    A. 巨幼红细胞性贫血　　　B. 再生障碍性贫血　　　C. 脾性贫血

    D. 肾性贫血　　　　　　　E. 缺铁性贫血

50. 慢性肾病患者和肾切除者易患

51. 脾功能亢进时的贫血是

（52～53 题共用备选答案）

    A. 因子 V　　　　　　　　B. 因子Ⅶ　　　　　　　C. 因子Ⅷ

    D. 因子Ⅹ　　　　　　　　E. 因子Ⅻa

52. 可增强因子Ⅹa 活性的是

53. 与纤溶酶原的激活有关的是

（54～55 题共用备选答案）

    A. 血浆中无凝集原　　　　　　　B. 血浆中无凝集素

    C. 红细胞上无凝集素　　　　　　D. 红细胞上无凝集原

    E. 血液中无凝集素

54. O 型血的人被称为"万能供血者"，是由于其

55. AB 型血的人被称为"万能受血者"，是由于其

【X 型题】

56. 血清和血浆的区别在于血清

    A. 缺乏纤维蛋白原　　　　　　　B. 某些凝血因子减少

    C. 含有少量血小板释放的物质　　D. 加入 Ca^{2+} 后便可发生凝固

    E. 加入组织因子可迅速凝固

57. 血浆蛋白的功能有

    A. 运输功能　　　　　　　　　　B. 凝血功能

    C. 免疫功能　　　　　　　　　　D. 维持酸碱平衡

    E. 形成血浆晶体渗透压

58. 血浆中的抗凝物质是

    A. 纤溶抑制物　　　　　　　　　B. 抗凝血酶

    C. 枸橼酸钠　　　　　　　　　　D. 肝素

    E. 草酸铵

59. Rh 血型的临床意义主要是应避免

    A. Rh 阴性者第二次接受 Rh 阳性血液

    B. Rh 阳性者第二次接受 Rh 阴性血液

    C. Rh 阴性妇女再次孕育 Rh 阳性胎儿

    D. Rh 阳性者不能接受 Rh 阴性血液

    E. Rh 阳性妇女再次孕育 Rh 阴性胎儿

60. 血红蛋白的功能是

    A. 运输 O_2 和 CO_2

    B. 与 CO 的结合能力比 O_2 大

    C. 与 O_2 化合而运输

    D. 当血红蛋白离开红细胞后功能丧失

    E. 是一种缓冲物质

61. 红细胞膜表面含有 B 凝集原的血型可以是

    A. A 型   B. B 型   C. O 型

    D. AB 型   E. Rh 阳性

(二) 名词解释

62. 血清 63. 红细胞沉降率 64. 等渗溶液 65. 红细胞渗透脆性 66. 白细胞趋化性

67. 生理性止血 68. 血液凝固 69. 纤维蛋白溶解 70. Rh 血型

(三) 填空题

71. 正常成人 Hb 男性 _____ ，女性 _____ ，具有 _____ 功能。

72. 血液的 pH 值为 _____ 。

73. 血浆蛋白包括 _____ 、_____ 、_____ 。

74. 贫血表现为 _____ 数量或 _____ 含量低于正常。

75. 抗凝血酶使 _____ 失活，产生 _____ 作用。

76. 红细胞沉降率正常成年男性第一小时末 _____ 女性 _____ 。

77. 血液凝固的基本步骤是 _____ 、_____ 、_____ 。

78. A 型血的人，其红细胞膜上有 _____ 抗原；其血清中含有 _____ 抗体。

79. 血液主要有 _____ 、_____ 、_____ 和 _____ 功能。

80. 白细胞总数为 _____ ；其中中性粒细胞占白细胞总数的 _____ 。

(四) 简答题

81. 简述血浆渗透压的组成及生理意义。

82. 红细胞生成需要哪些条件？

83. ABO 血型系统的分型依据是什么？

84. 临床上输血的基本原则有哪些？

85. 简述血液凝固的基本步骤。

86. 简述血小板的生理功能。

87. 简述 Rh 血型的特点及临床意义。

(五) 参考答案

1. C	2. D	3. D	4. D	5. B	6. C
7. E	8. A	9. B	10. C	11. C	12. D
13. B	14. D	15. A	16. A	17. D	18. B
19. D	20. A	21. B	22. C	23. B	24. C
25. C	26. D	27. C	28. E	29. E	30. E
31. E	32. D	33. E	34. B	35. A	36. B
37. B	38. B	39. B	40. A	41. D	42. D
43. B	44. A	45. E	46. A	47. C	48. D
49. A	50. D	51. C	52. A	53. E	54. D
55. B	56. ABC	57. ABCD	58. BD	59. AC	60. ABDE

61. BD

62. 血清：血液凝固1～2h后因血凝块中的血小板激活，使血凝块回缩，析出的淡黄色液体。

63. 红细胞沉降率：将抗凝血置于血沉管中垂直静置，记录第一小时末红细胞下沉的距离，简称血沉。

64. 等渗溶液：凡其渗透压与血浆渗透压相等的溶液称为等渗溶液，如0.85％NaCl溶液、5％葡萄糖溶液。

65. 红细胞渗透脆性：红细胞膜对低渗盐溶液具有一定的抵抗力，这一特性称为红细胞的渗透脆性。

66. 白细胞趋化性：白细胞具有趋向某些化学物质游走的特性。

67. 生理性止血：在正常情况下，小血管损伤后，血液从血管内流出数分钟后会自行停止的现象。

68. 血液凝固：血液由流动的液体状态变为不能流动的凝胶状态的过程称为血液凝固。

69. 纤维蛋白溶解：血液凝固过程中形成的纤维蛋白和血浆中纤维蛋白原被分解液化的过程，简称纤溶。

70. Rh血型：凡红细胞膜上含有D抗原者称为Rh阳性，凡红细胞膜上不含D抗原者，称为Rh阴性。

71. 120～160g/L　110～150g/L　运输 O_2 和 CO_2

72. 7.35～7.45

73. 白蛋白　球蛋白　纤维蛋白原

74. 红细胞　血红蛋白

75. 凝血酶等　抗凝

76. 0～15mm　0～20mm

77. 凝血酶原激活物的形成　凝血酶的形成　纤维蛋白的形成

78. A　抗B

79. 运输 O_2 和 CO_2　调节体温　缓冲酸碱平衡　参与机体免疫

80. $(4.0～10.0)\times10^9/L$　50％～70％

81. 血浆渗透压主要由血浆晶体渗透压和血浆胶体渗透压两部分构成，正常值约为300mOsm/L。血浆晶体渗透压由血浆中无机盐、葡萄糖等小分子物质组成，其中80％来自 Na^+ 和 Cl^-，血浆晶体渗透压约占血浆总渗透压的99％以上。血浆胶体渗透压由大分子血浆蛋白组成，75％～80％来自白蛋白。血浆晶体渗透压的生理作用是调节细胞内外水分的交换，维持红细胞的正常形态和功能。血浆胶体渗透压的生理作用是调节血管内外水分的交换，维持正常血容量。

82. 红细胞生成应具备的条件是：①红骨髓的正常造血功能；②足够的造血原料：蛋白质和铁（Fe^{2+}）；③必要的促进红细胞成熟因子：维生素 B_{12}、叶酸以及促进维生素 B_{12} 吸收的内因子（胃腺壁细胞分泌）。

83. ABO血型系统根据红细胞膜上A、B抗原的有无及其种类分为四种血型。凡红细胞膜上只有A抗原者为A型；只有B抗原者为B型；A、B抗原均有者为AB型；A、B抗原均无者为O型。

84. 临床上输血的基本原则是：①血型鉴定：保证供血者与受血者的 ABO 血型相合；②同型输血；③输血前必须进行交叉配血试验：将供血者的红细胞与受血者的血清相混合称为交叉配血主侧；将受血者的红细胞与供血者的血清相混合称为交叉配血次侧，观察各侧有无凝集反应发生。如果主侧和次侧均不发生凝集反应即为配血相合，可以输血；如果主侧有凝集反应，则为配血不合，禁止输血；如果主侧不发生凝集反应，而次侧发生凝集，一般也不宜输血。

85. 第一步：通过内源性、外源性激活途径，激活因子 X 形成凝血酶原激活物（Xa、V、PL、Ca^{2+}）；第二步：凝血酶原激活物使凝血酶原转变为凝血酶；第三步：凝血酶使纤维蛋白原（溶胶）转变为纤维蛋白（凝胶），纤维蛋白交织成网，网罗血细胞形成血凝块，完成凝血过程。

86. ①维持血管内皮的完整性；②促进生理性止血；③参与血液凝固：血小板能为凝血因子的相互作用提供磷脂表面。

87. Rh 血型的重要特点是无论 Rh 阳性、Rh 阴性，其血清中均不含有抗 Rh 抗原的天然抗体。当 Rh 阴性者接受 Rh 阳性者红细胞后，可发生特异性免疫反应产生后天获得性抗 Rh 抗体。Rh 血型的临床意义：①Rh 血型不合引起输血溶血；②新生儿溶血严重时可导致胎儿死亡。

四、题 例 解 析

【A₂ 型题】

1. 新生儿溶血性贫血可能发生在
   A. Rh 阳性母亲所生 Rh 阳性婴儿　　B. Rh 阳性母亲所生 Rh 阴性婴儿
   C. Rh 阴性母亲所生 Rh 阳性婴儿　　D. Rh 阴性母亲所生 Rh 阴性婴儿
   E. B 和 D 都可能

参考答案解析：（C）

Rh 血型系统的特点是血清中不存在天然抗体，但 Rh 阴性者经 D 抗原刺激后可产生抗 Rh 抗体。若 Rh 阴性的母亲怀有 Rh 阳性的胎儿，在分娩时胎儿的红细胞或 D 抗原可以进入母体，母体经刺激后产生抗 Rh 抗体；若再次孕育 Rh 阳性胎儿，母体内的抗 Rh 抗体就会通过胎盘与胎儿红细胞膜上的 D 抗原发生凝集反应，引起胎儿死亡或新生儿溶血，故答案 C 正确。

2. 某患者血沉加快，若将该患者的红细胞置于正常人血浆中，则其血沉速度将
   A. 正常　　　　　　B. 下降　　　　　　C. 增快
   D. 无变化　　　　　E. 无法判断

参考答案解析：（A）

血沉加快与否主要决定于血浆的性质，而不决定于红细胞本身。因此将血沉加快患者的红细胞置于正常人的血浆中，血沉不再加快；而将正常人的红细胞置于患者的血浆中，血沉却会加快，故答案 A 正确。

【X 型题】

3. 以下属于缺铁性贫血的特点为
   A. 红细胞数明显减少　　　　　　B. 血红蛋白含量明显下降

  C. 红细胞体积较小   D. 叶酸缺乏可引起此病

  E. 红细胞数明显增多

  参考答案解析：（BC）

  铁是合成血红蛋白的主要原料，95％的铁来自衰老的红细胞破坏后释放出来的，5％来自食物，铁摄入不足会导致缺铁性贫血。此种贫血的特征是红细胞体积较小，数目正常，血红蛋白含量低于正常，又称为小细胞低色素性贫血，故答案 BC 正确。

（潘丽萍）

▶ 第四章

血 液 循 环 ◀

一、学 习 纲 要

【掌握】 心动周期与心率概念、正常值；心脏的射血过程与机制；心输出量的概念及影响因素；心肌的生理特性及影响因素；动脉血压的概念、正常值、形成机制及影响因素；中心静脉压的概念及意义；组织液生成的机制及其影响因素；心血管神经支配的特点、作用；颈动脉窦和主动脉弓压力感受性反射的过程及其生理意义；肾上腺素和去甲肾上腺素对心血管活动的调节；冠脉循环的血流特点及调节。

【熟悉】 射血分数、心指数及心力储备的概念及意义；两类心肌细胞跨膜电位的特点及形成机制；兴奋在心内的传导途径和特点；期前收缩和代偿性间歇的产生机制；影响静脉回流的因素；微循环的组成、特点及调节；延髓心血管中枢。

【了解】 第一心音和第二心音产生的机制、特点及意义；心肌兴奋性的周期性变化；心电图各波的意义；各类血管的功能特点、动脉脉搏、外周静脉压；淋巴循环的生理意义；心血管中枢的部位及作用；化学感受性反射及意义；激肽释放酶-激肽系统、前列腺素、阿片肽、心房钠尿肽、组胺等对心血管活动的影响；肺循环、脑循环。

二、知 识 旁 引

4-1 临床上常见影响每搏输出量的因素

交感神经活动增强，血中儿茶酚胺类浓度增高以及某些强心药物如洋地黄毒苷的作用等都能使心肌的收缩力增强，每搏输出量增加；而迷走神经活动增强，乙酰胆碱、缺 O_2、酸中毒和心力衰竭等均可使心肌收缩力减弱，结果使每搏输出量减少。

4-2 异位心律

异位心律是指由异位起搏点产生的心脏节律。异位心律可分为两类：

一类为被动性异位心律，是由于窦房结不能正常地产生和发出兴奋，由潜在起搏点取而代之产生兴奋，维持心脏的节律性搏动，称为逸搏。另一类为主动性异位心律，是由于潜在起搏点的自律性异常增高，超过窦房结的自律性，心房或心室就随当时自律性最高的部位所发出的兴奋节律而搏动，这些异常的起搏部位称为异位起搏点，异位起搏点抢先控制心脏，引起期前收缩（早搏）或阵发性心动过速等。

4-3 听诊器的由来与发展

在没有发明听诊器以前，医生检查心肺疾病时是用耳朵直接贴在患者的胸前来听其声音的。应用听诊器来检查心脏，是在 19 世纪 20 年代才开始的。

1816年的一天，法国医生拉埃内克（Laennec）接受一位年轻肥胖的女患者来就诊，患者心慌、气促，当时怀疑患有心脏病，但因年龄和性别关系，不允许他用耳直接贴在胸部听诊。他忽然想起一次他见到小孩做游戏的情景：他们各在一根木头的两端，一个小孩在一端用钉子刮划，另一端的孩子将耳朵贴在木头上可听到搔刮的声音。于是，拉埃内克把厚纸卷成一个圆筒，将一头放在女患者的胸部，另一头接在自己的耳朵上，出乎意料的是，听到的心音比原来直接听诊更清晰。拉埃内克据此设计制作了最早的听诊器，即木质的、呈直管状，空心。"听诊器"（Stethoscope）这个名词也是由拉埃内克命名的。

听诊器在医疗实践中的广泛应用是在19世纪60年代以后。一百多年来，听诊器的式样不断在改进，从单耳改成双耳，从硬管改成软管，一直到现代的听诊器。近年来，听诊器又有了新的发展，如电子听诊器、微波听诊器已问世，并应用于临床。

4-4　中心静脉压及其生理意义

右心房和胸腔内大静脉的血压称为中心静脉压。中心静脉压的高低取决于心脏射血能力和静脉回心血量之间的相互关系。如果心脏射血能力较强，能及时地将静脉回流入心脏的血液射入动脉，中心静脉压就较低。反之，心脏射血能力减弱时，中心静脉压就升高。另一方面，如果静脉回流速度加快，中心静脉压也会升高。因此，在血量增加，全身静脉收缩或因微动脉舒张而使外周静脉压升高等情况下，中心静脉压都可能升高。可见，中心静脉压是反映心血管功能的指标之一。临床上在用输液治疗休克时，除需观察动脉血压变化外，还要观察中心静脉压的变化，如果中心静脉压偏低或呈下降趋势，常提示输液量不足；如果中心静脉压高于正常并有进行性升高的趋势，则提示输液过快或心脏射血功能不全。

4-5　对休克认识的由浅入深

休克是指因各种原因（如大出血、创伤、烧伤感染、过敏、心力衰竭等）引起的急性血液循环障碍，微循环动脉血灌流量急剧减少，从而导致各重要器官功能代谢紊乱和结构损害的复杂的全身性病理过程。

人类对休克的认识，经历了一个由浅入深，从现象到本质的认识过程。很早以前，人们对休克时外部表现作过详细而生动的描述，把机体受到强烈"打击"（这个词原意是"打击"、"震荡"）后，面色苍白、四肢厥冷、出冷汗、脉搏快而微弱、表情淡漠或神志不清等综合现象称为休克。随后，人们发现休克是严重的血液循环障碍，认为上述表现是由于血压降低引起的，把血压作为判断休克的标准，并把低血压看作是休克发生发展的主要矛盾，因而采用升压药作为治疗休克的重要手段。但是在医疗实践中发现，休克的早期，往往没有明显的血压降低；使用升压药维持血压，有的不仅不能挽救休克患者，甚至加重休克的发展。近几十年来，通过对组织微循环的研究，发现：①休克时有明显的微循环障碍（缺血、静脉性充血、微血栓形成），组织器官的功能和代谢障碍是微循环动脉血灌流不足引起的；②休克时微循环障碍往往发生在血压降低之前，休克早期，由于小动脉收缩，外周阻力增加，血压降低往往不明显，但是微循环已发生明显的缺血；③就大多数休克而言，由于循环血量不足，心输出量减少，加上应激反应，已使小动脉收缩和微循环缺血，不适当地使用升压药，看来血压暂时得以维持在较高水平，但更加重微循环缺血，促使休克进一步发展。因此目前认为，微循环血液灌流急剧减少，导致重要生命器官因缺O_2而发生功能和代谢障碍，是各型休克发生发展的共同规律。根据这一新的理论，休克的治疗应着重于尽快改善微循环，而不应单纯追求一个"满意"的血压。休克的恢复取决于微循环的改善，而不单纯取决于提高血压，虽然目前对休克本质有了进一步的认识，但还存在许多争论和没有被认识的领域，目前休克的研究已进入细胞代谢和功能的分子水平，从代谢、功能和结构多方面进行综合研究。

4-6 将药物直接注入脑脊液，以达到治疗目的

在脑室系统，脑脊液与脑组织之间为室管膜所分隔；在脑的表面、脑脊液和脑组织之间有软脑膜所分隔。室管膜和软脑膜的通透性都很高，脑脊液中的物质很容易透过室管膜和软脑膜进入脑组织。因此，临床上将不易通过血-脑屏障的药物直接注入脑脊液，可使其很快进入脑组织，以达到治疗的目的。

三、能 力 训 练

（一）选择题

【A₁ 型题】

1. 心动周期中，左室内压升高速率最快的时相在
　　A. 心房收缩期　　　　　　　B. 快速射血期　　　　　C. 等容收缩期
　　D. 减慢射血期　　　　　　　E. 快速充盈期

2. 心动周期中，心室血液充盈主要是由于
　　A. 血液的重力作用　　　　　B. 心房收缩的挤压作用　　C. 胸膜腔内负压
　　D. 骨骼肌的挤压　　　　　　E. 心室舒张的抽吸

3. 心动周期是指
　　A. 心音活动周期　　　　　　B. 心脏生物电活动周期　　C. 心脏机械活动周期
　　D. 心率变化周期　　　　　　E. 室内压变化周期

4. 可引起射血分数增大的因素
　　A. 心室舒张末期容积增大　　　　　B. 动脉血压升高
　　C. 心肌收缩能力增强　　　　　　　D. 心率减慢
　　E. 快速射血相缩短

5. 反映心脏健康程度的指标是
　　A. 每分输出量　　　　　　　B. 心力储备　　　　　　C. 射血分数
　　D. 心脏做功量　　　　　　　E. 心指数

6. 用于分析比较不同身材个体心功能的常用指标是
　　A. 每分输出量　　　　　　　B. 心指数　　　　　　　C. 射血分数
　　D. 心脏做功量　　　　　　　E. 心力储备

7. 心肌不产生完全强直收缩的原因是心肌
　　A. 为功能合胞体　　　　　　　　　B. 肌浆网不发达，贮 Ca^{2+} 少
　　C. 有自律性　　　　　　　　　　　D. 有效不应期长
　　E. 呈"全或无"收缩

8. 心肌异长自身调节通过改变下列哪个因素来调节心脏的泵血功能
　　A. 肌节初长　　　　　　　　　B. 肌钙蛋白活性　　　　C. 肌浆游离 Ca^{2+} 浓度
　　D. 心肌收缩能力　　　　　　　E. 横桥 ATP 酶活性

9. 心肌的等长自身调节通过改变下列哪个因素调节心脏的泵血功能
    A. 肌节初长   B. 心肌收缩能力   C. 肌浆游离 Ca^{2+} 浓度
    D. 肌钙蛋白活性   E. 横桥 ATP 酶活性

10. 动脉血压升高可引起
    A. 心室收缩期延长   B. 等容收缩期延长   C. 心室射血期延长
    D. 心室舒张期延长   E. 心房收缩期延长

11. 异长自身调节是由于下列哪项发生了变化
    A. 粗、细肌丝重叠状态   B. 横桥 ATP 酶活性
    C. 胞浆游离 Ca^{2+} 浓度   D. 肌钙蛋白对 Ca^{2+} 亲合力
    E. 肌动蛋白活性

12. 下列哪一心音可作为心室舒张期开始的标志
    A. 第二心音   B. 第一心音   C. 第三心音
    D. 第四心音   E. 二尖瓣关闭音

13. 下列哪一心音可作为心室收缩期开始的标志
    A. 第一心音   B. 第二心音   C. 第三心音
    D. 第四心音   E. 主动脉瓣关闭音

14. 心室肌细胞动作电位的 2 期形成与下列哪种因素有关
    A. Na^+ 内流与 Ca^{2+} 内流   B. Na^+ 内流与 K^+ 外流
    C. K^+ 外流与 Cl^- 内流   D. Ca^{2+} 内流与 Cl^- 内流
    E. Ca^{2+} 内流与 K^+ 外流

15. 心室肌细胞绝对不应期的产生是由于
    A. Na^+ 通道处于激活状态   B. Na^+ 通道处于备用状态
    C. Ca^{2+} 通道处于激活状态   D. Ca^{2+} 通道处于失活状态
    E. Na^+ 通道处于失活状态

16. 心室肌细胞是否具有兴奋性的前提是 Na^+ 通道处于什么状态
    A. 启动   B. 激活   C. 备用
    D. 失活   E. 开放

17. 心室肌细胞动作电位持续时间长的主要原因是哪一期的时程长
    A. 0 期   B. 1 期   C. 2 期
    D. 3 期   E. 4 期

18. 心室肌细胞**不具有**下列哪一生理特性
    A. 兴奋性   B. 自律性   C. 传导性
    D. 收缩性   E. 有效不应期长

19. 普肯耶细胞**不具有**下列哪一生理特性
    A. 兴奋性   B. 自律性   C. 传导性
    D. 收缩性   E. 有效不应期长

20. Na^+ 泵活动抑制剂可引起心肌
    A. 收缩增强   B. 舒张增快   C. 静息电位增大
    D. 传导性增高   E. 动作电位增高

21. Ca^{2+} 通道阻滞剂维拉帕米（异搏定）对普肯耶细胞动作电位的影响是

A. 0 期幅度降低　　　　B. 2 期时程缩短　　　　C. 1 期时程缩短

D. 0 期速度减慢　　　　E. 3 期时程缩短

22. 心肌收缩呈"全或无"特点是因为心肌细胞

A. 动作电位时程长　　　B. 动作电位有平台　　　C. 细胞间有闰盘

D. 有自律性　　　　　　E. 兴奋传导快

23. 在相对不应期内刺激心肌，所引发的动作电位的特点是

A. 0 期去极化快　　　　B. 阈强度大　　　　　　C. 时程长

D. 传导快　　　　　　　E. 复极慢

24. 心脏正常起搏点位于

A. 窦房结　　　　　　　B. 心房　　　　　　　　C. 房室交界区

D. 普肯耶细胞　　　　　E. 心室

25. 下列哪项**不影响**心肌细胞的自律性

A. 最大复极电位　　　　　　　　B. 阈电位

C. 有效不应期　　　　　　　　　D. 4 期自动去极化速度

E. 最大复极电位与阈电位差距

26. 乙酰胆碱使窦房结细胞自律性降低是

A. 最大复极电位降低　　　　　　B. 阈电位水平下降

C. I_f 电流增强　　　　　　　　D. 膜对 K^+ 通透性增大

E. Ca^{2+} 内流增强

27. 超常期内心肌兴奋性高于正常，所以

A. 兴奋传导速度高于正常　　　　B. 动作电位幅度大于正常

C. 0 期去极速率高于正常　　　　D. 自动节律性高于正常

E. 阈值低于正常

28. 心室肌有效不应期的长短主要取决于

A. 动作电位 0 期去极速度　　　　B. 阈电位水平高低

C. 动作电位 2 期时程　　　　　　D. Na^+ 泵功能

E. 动作电位传导速度

29. 下列哪种心肌细胞 4 期自动去极化速度最快

A. 普肯耶细胞　　　　　B. 心房肌细胞　　　　　C. 房室交界细胞

D. 窦房结细胞　　　　　E. 心室肌细胞

30. 当细胞外 Ca^{2+} 浓度降低时主要引起心肌

A. 收缩降低　　　　　　B. 舒张减慢　　　　　　C. 收缩增强

D. 舒张增快　　　　　　E. 传导增快

31. 下列哪项可引起心率减慢

A. 交感神经活动增强　　B. 迷走神经活动增强　　C. 肾上腺素

D. 甲状腺激素　　　　　E. 发热

32. 房室交界区传导减慢可致

A. P 波增宽　　　　　　B. QRS 波群增宽　　　　C. T 波增宽

D. P-R 间期延长　　　　E. S-T 段延长

33. 在血管系统中起血液贮存库作用的血管是

A. 主动脉   B. 大动脉   C. 小动脉

D. 毛细血管   E. 静脉

34. 在体循环中，血流阻力最大，血压降落最为显著的区段是

A. 主动脉段   B. 大动脉段   C. 微动脉段

D. 毛细血管段   E. 微静脉段

35. 在一般情况下，收缩压的高低主要反映

A. 心率   B. 外周阻力   C. 循环血量

D. 每搏输出量   E. 主动脉管壁弹性

36. 一般情况下影响舒张压最主要的因素是

A. 每搏输出量   B. 心率   C. 大动脉管壁弹性

D. 外周阻力   E. 循环血量

37. 影响外周阻力最主要的因素是

A. 血液黏滞度   B. 红细胞数目   C. 血管长度

D. 小动脉口径   E. 小静脉口径

38. 循环系统平均充盈压反映下列哪项的高低

A. 动脉血压   B. 循环系统血液充盈的程度

C. 毛细血管   D. 静脉回心血量

E. 静脉血压

39. 中心静脉压的高低取决于

A. 血管容量和血量   B. 动脉血压和静脉血压

C. 心脏射血能力和静脉回心血量   D. 心脏射血能力和外周阻力

E. 外周静脉压和静脉血流阻力

40. 心肌收缩力加强导致静脉回心血量增加的机制是

A. 动脉血压升高   B. 血流速度快   C. 收缩期室内压较低

D. 舒张期室内压较低   E. 静脉血流阻力下降

41. 下列哪项引起静脉回心血量减少

A. 体循环平均充盈压增大   B. 心脏收缩力量增强

C. 平卧体位   D. 骨骼肌节律舒缩

E. 呼气动作

42. 在微循环中，进行物质交换的主要部位是

A. 微动脉   B. 真毛细血管   C. 通血毛细血管

D. 动静脉短路   E. 微静脉

43. 微循环中参与体温调节的是

A. 迂回通路   B. 毛细血管前括约肌   C. 动-静脉短路

D. 直捷通路   E. 微动脉

44. 引起组织毛细血管交替开放的物质是

A. 激素   B. 乙酰胆碱   C. 局部代谢产物

D. 激肽   E. 组胺

45. 组织液的生成主要取决于

A. 毛细血管血压   B. 有效滤过压   C. 血浆胶体渗透压

D. 血浆晶体渗透压　　　　　E. 淋巴回流

46. 从毛细血管动脉端滤出生成的组织液，再经静脉端重吸收入血的量约占

    A. 10%　　　　　　　　B. 30%　　　　　　　　C. 50%

    D. 70%　　　　　　　　E. 90%

47. 肾病综合征时，导致组织水肿的原因是

    A. 毛细血管血压升高　　　　　　　　B. 组织液胶体渗透压增高

    C. 血浆胶体渗透压降低　　　　　　　D. 淋巴回流受阻

    E. 毛细血管壁通透性增加

48. 关于淋巴回流的生理意义下列哪项是**错误**的

    A. 回收蛋白质　　　　　　　　　　　B. 运输吸收的脂肪

    C. 回收部分组织液　　　　　　　　　D. 清除细菌

    E. 调节血管内外的水分交换

49. 在下列器官组织中，其血管上交感缩血管神经分布最密的是

    A. 骨骼肌　　　　　　　　B. 皮肤　　　　　　　　C. 心脏

    D. 脑　　　　　　　　　　E. 肾脏

50. 心交感神经末梢释放的递质是

    A. 组胺　　　　　　　　　B. 乙酰胆碱　　　　　　C. 去甲肾上腺素

    D. 血管紧张素　　　　　　E. 肾上腺素

51. 心迷走神经末梢释放的递质是

    A. 组胺　　　　　　　　　B. 谷氨酸　　　　　　　C. 乙酰胆碱

    D. 肾上腺素　　　　　　　E. 去甲肾上腺素

52. 交感缩血管神经节后纤维释放的递质是

    A. 肾上腺素　　　　　　　B. 去甲肾上腺素　　　　C. 乙酰胆碱

    D. 血管紧张素　　　　　　E. 肾素

53. 调节心血管活动的基本中枢在

    A. 脊髓　　　　　　　　　B. 延髓　　　　　　　　C. 脑桥

    D. 下丘脑　　　　　　　　E. 大脑

54. 对动脉血压变化较敏感的感受器位于

    A. 颈动脉窦　　　　　　　B. 主动脉弓　　　　　　C. 颈动脉体

    D. 主动脉体　　　　　　　E. 延髓

55. 减压反射的生理意义是

    A. 降低动脉血压　　　　　　　　　　B. 升高动脉血压

    C. 减弱心血管活动　　　　　　　　　D. 加强心血管活动

    E. 维持动脉血压相对恒定

56. 在心动周期中动脉血压最低的时期是

    A. 心房收缩期末　　　　　B. 等容收缩期末　　　　C. 快速射血期末

    D. 减慢射血期末　　　　　E. 快速充盈期末

57. 机体在急性失血时，最早出现的代偿反应是

    A. 迷走神经兴奋　　　　　　　　　　B. 交感神经兴奋

    C. 组织液回流增加　　　　　　　　　D. 血管紧张素系统作用加强

　　E. 血浆蛋白和红细胞的恢复

58. 下列物质中缩血管作用最强的是
    A. 肾上腺素　　　　　　B. 内皮素　　　　　　C. 血管紧张素 II
    D. 肾素　　　　　　　　E. 组胺

59. 引起脑血管舒张的主要因素是
    A. 血液 PO_2 升高　　　B. 血液 PCO_2 升高　　C. 交感神经兴奋
    D. 迷走神经兴奋　　　　E. 血液 H^+ 浓度降低

60. 下列哪项可引起全身血管舒张
    A. 交感舒血管神经兴奋　　　　　B. 副交感舒血管神经抑制
    C. 脊髓后根舒血管神经兴奋　　　D. 血管活性肠肽神经元兴奋
    E. 交感缩血管神经抑制

61. 可引起毛细血管通透性增大的体液因子是
    A. 肾素　　　　　　　　B. 肾上腺素　　　　　C. 心钠素
    D. 缓激肽　　　　　　　E. 阿片肽

62. 肺动脉压低于主动脉压是由于
    A. 右心室输出量低　　　B. 肺循环阻力小　　　C. 肺动脉壁弹性大
    D. 肺血管容量大　　　　E. 肺泡内压低

63. 心肌低 O_2 引起冠脉舒张的主要因素是
    A. H^+　　　　　　　　B. 组胺　　　　　　　C. 腺苷
    D. 前列腺素　　　　　　E. 乳酸

64. 心室肌的前负荷可用下列哪项来间接表示
    A. 收缩末期容积或压力　　　　　B. 舒张末期容积或压力
    C. 等容收缩期容积或压力　　　　D. 等容舒张期容积或压力
    E. 舒张末期动脉压

65. 心室肌的后负荷是指
    A. 心房压力　　　　　　　　　　B. 快速射血期心室内压
    C. 减慢射血期心室内压　　　　　D. 等容收缩期初心室内压
    E. 大动脉血压

66. 期前收缩之后出现代偿性间歇的原因是
    A. 窦房结兴奋延迟发放
    B. 窦房结兴奋少发放一次
    C. 窦房结兴奋传速减慢
    D. 期前收缩的有效不应期很长
    E. 窦房结兴奋落在期前收缩的有效不应期内

67. 关于心动周期的描述，哪项是**错误**的
    A. 舒张期大于收缩期
    B. 房室有共同收缩的时期
    C. 房室有共同舒张的时期
    D. 通常心动周期是指心室的活动周期而言
    E. 心动周期持续的时间与心率有关

68. 生成组织液的有效滤过压等于
    A. （毛细血管血压＋组织液胶体渗透压）－（血浆胶体渗透压＋组织液静水压）
    B. （毛细血管血压＋血浆胶体渗透压）－（组织液胶体渗透压＋组织液静水压）
    C. （毛细血管血压＋组织液静水压）－（血浆胶体渗透压＋组织液胶体渗透压）
    D. 毛细血管血压＋组织液胶体渗透压－血浆胶体渗透压＋组织液静水压
    E. 毛细血管血压－组织液胶体渗透压＋血浆胶体渗透压－组织液静水压

69. 健康成年男性静息状态下，心输出量约为
    A. 2～3L/min   B. 4～6L/min   C. 7～8L/min
    D. 9～10L/min   E. 11～12L/min

70. 衡量心肌自律性高低的主要指标是
    A. 动作电位的幅值   B. 最大复极电位水平
    C. 4 期跨膜电位自动去极化速率   D. 阈电位水平
    E. 0 期去极化速度

71. 正常人心率超过 180 次/分时，心输出量减少的主要原因是
    A. 快速射血期缩短   B. 减慢射血期缩短   C. 充盈期缩短
    D. 等容收缩期缩短   E. 等容舒张期缩短

72. 第一心音的产生主要是由于
    A. 动脉瓣关闭
    B. 动脉瓣开放
    C. 房室瓣关闭
    D. 房室瓣开放
    E. 心室射血入大动脉，引起动脉管壁振动

73. 心肌细胞分为快反应细胞和慢反应细胞的主要根据是
    A. 静息电位数值   B. 动作电位时程长短
    C. 0 期去极化速度   D. 动作电位复极化速度
    E. 4 期有无自动去极化

74. 窦房结能成为心脏正常起搏点的原因是
    A. 静息电位仅为－70mV   B. 阈电位为－40mV
    C. 0 期去极化速度快   D. 动作电位没有明显的平台期
    E. 4 期自动去极化速率最快

75. 房室延搁的生理意义是
    A. 使心室肌不会产生完全强直收缩   B. 增强心肌收缩力
    C. 使心室肌有效不应期延长   D. 使心房、心室不会同时收缩
    E. 使心室肌动作电位幅度增加

76. 关于心电图的描述，哪一项是**错误**的
    A. 心电图反映心脏兴奋的产生、传导和恢复过程中的生物电变化
    B. 心电图与心脏的机械收缩活动无直接关系
    C. 心肌细胞的生物电变化是心电图的来源
    D. 电极放置的位置不同，记录出来的心电图曲线基本相同
    E. 心电图曲线与单个心肌细胞的生物电变化曲线有明显的区别

77. 关于动脉血压形成的机制，哪一项是**错误**的
    A. 动脉血压的形成与心室射血和外周阻力两个因素都有关
    B. 心室肌收缩时可释放两部分能量，即动能和势能
    C. 在每个心动周期中，左心室内压与主动脉压的变化幅度相同
    D. 一般情况下，左心室每次收缩时向主动脉内射出 60～80ml 血液
    E. 心室的射血是间断性的，动脉血流是连续的

78. 关于冠脉血流量，下列叙述中哪一项是**错误**的
    A. 在心室收缩期少，舒张期多
    B. 占心输出量的 4%～5%
    C. 动脉舒张压升高，冠脉血流量增多
    D. 在心肌缺 O_2 时减少
    E. 血管紧张素Ⅱ能使冠脉血流量减少

79. 在下述关于心肌传导性的描述中哪一项是**错误**的
    A. 心肌细胞直径细小，传导速度慢
    B. 动作电位幅度大，传导速度快
    C. 动作电位 0 期去极化速率慢，传导速度慢
    D. 阈电位水平下移，传导速度快
    E. 心肌处在超常期内，传导速度快

【A_2 型题】

80. 甲、乙二名患者，甲患者左心室舒张末期容积为 140ml，收缩末期容积为 56ml；乙患者左室舒张末期容积为 160ml，收缩末期容积为 64ml，两患者的射血分数
    A. 相等　　　　　　　B. 甲患者高于乙患者　　　C. 乙患者高于甲患者
    D. 无法判断　　　　　E. 均低于正常

81. 两患者均为青年男性，其中甲患者身高 1.5m，体重 50kg，体表面积 1.4m²，安静时每分输出量 4.2L；乙患者身高 1.6m，体重 68kg，体表面积 1.7m²，安静时每分输出量 5.1L，两患者的心指数
    A. 甲患者优于乙患者　　B. 乙患者优于甲患者　　　C. 相同
    D. 均高于正常　　　　　E. 均低于正常

82. 某患者出现颈静脉怒张，肝脏肿大和双下肢水肿，最可能的心血管疾病是
    A. 左心衰竭　　　　　　B. 右心衰竭　　　　　　　C. 肺水肿
    D. 高血压　　　　　　　E. 中心静脉压降低

83. 某患者由平卧位突然站立，静脉回心血量减少，每搏输出量减少，动脉血压降低。该患者每搏输出量减少是由于下列哪项所致
    A. 心室后负荷增大　　　B. 心迷走神经兴奋　　　　C. 心交感神经兴奋
    D. 异长调节　　　　　　E. 等长调节

84. 在体外实验观察到当血压在一定范围内变动时，器官、组织的血流量仍能维持相对恒定，这种调节反应称为
    A. 神经调节　　　　　　B. 体液调节　　　　　　　C. 神经-体液调节
    D. 正反馈调节　　　　　E. 自身调节

85. 在动物实验过程中出现每搏输出量减少，左心室舒张末期压力降低，血压下降，

分析其原因是

    A. 静脉回流减少   B. 心肌收缩能力降低   C. 后负荷增大

    D. 心率减慢   E. 射血分数降低

86. 在实验过程中给予动物某种药物后出现心率减慢，心电图 P-R 间期延长，该药物是

    A. 阿托品   B. 普萘洛尔（心得安）   C. 肾上腺素

    D. 去甲肾上腺素   E. 酚妥拉明

87. 实验中，夹闭家兔双侧颈总动脉后全身动脉血压升高，心率加快，其主要原因是

    A. 颈动脉窦受到牵张刺激   B. 颈动脉窦受到缺 O_2 刺激

    C. 主动脉弓受到牵张刺激   D. 窦神经传入冲动减少

    E. 主动脉神经传入冲动减少

88. 家兔实验安静时给予 M 受体阻断剂阿托品可引起心率明显增加，房室交界区传导加速。但若切断双侧迷走神经后再给予阿托品，心脏的变化为

    A. 心率明显增快   B. 心率明显降低   C. 心率无明显变化

    D. 房室传导明显增快   E. 房室传导明显减慢

89. 静脉注射去甲肾上腺素后出现血压升高，心率减慢，后者出现的主要原因是

    A. 去甲肾上腺素对心脏的抑制作用   B. 去甲肾上腺素对血管的抑制作用

    C. 减压反射活动加强   D. 减压反射活动减弱

    E. 大脑皮层心血管中枢活动减弱

90. 家兔静脉给予小剂量的肾上腺素后心率增快，心肌收缩增强，但平均动脉压变化不大，这是因为肾上腺素

    A. 强烈兴奋降压反射   B. 通过 β 受体扩张全身血管

    C. 通过扩张骨骼肌血管   D. 无缩血管效应

    E. 不兴奋受体

91. 某人出现血 Na^+ 升高，血 K^+ 下降，全身血容量增加，血压升高，此时最可能的原因是

    A. 糖皮质激素增加   B. 甲状腺激素增加

    C. 激肽系统加强   D. 肾素-血管紧张素系统活动加强

    E. 交感-肾上腺髓质活动加强

92. 在离体实验中观察到，乙酰胆碱作用于内皮完整的血管，引起血管舒张，若将血管内皮去除，则乙酰胆碱使血管收缩，这表明乙酰胆碱可使血管内皮产生

    A. 内皮舒张因子   B. 内皮缩血管因子   C. 去甲肾上腺素

    D. 肾上腺素   E. 组胺

93. 一般情况下，左心室在收缩期的血流量约为舒张期的 $20\%\sim30\%$，可见影响冠脉血流量的主要因素是

    A. 脉压大小   B. 平均动脉压高低

    C. 心脏搏出量多少   D. 舒张压的高低和心舒期的长短

    E. 收缩压的高低和射血期的长短

94. 安静状态下，由于耗 O_2 量大，以致其动脉血和静脉血的含 O_2 量差值最大的器官是

A. 心脏   B. 脑   C. 肝脏

D. 肾脏   E. 脾脏

【B₁ 型题】

(95～98 题共用备选答案)

A. Na^+ 内流   B. Ca^{2+} 内流   C. K^+ 外流

D. Cl^- 内流   E. Mg^{2+} 内流

95. 心室肌细胞 0 期是由于

96. 窦房结细胞 0 期是由于

97. 心室肌细胞 3 期是由于

98. 窦房结细胞 3 期是由于

(99～101 题共用备选答案)

A. 窦房结   B. 心房肌   C. 房室交界

D. 普肯耶细胞   E. 房室束

99. 自律性最高的部位是

100. 传导速度最慢的部位是

101. 传导速度最快的部位是

(102～104 题共用备选答案)

A. P 波   B. QRS 波群   C. T 波

D. P-R 间期   E. S-T 段

102. 可反映左右心房去极化过程的是

103. 可反映左右心室去极化过程的是

104. 可反映左右心室复极化过程的是

(105～107 题共用备选答案)

A. 等容收缩期   B. 等容舒张期   C. 快速充盈期

D. 减慢射血期   E. 快速射血期

105. 左心室内压上升速度最快是在

106. 左心室容积下降速度最快是在

107. 左心室内压下降速度最快是在

(108～111 题共用备选答案)

A. 收缩压   B. 舒张压   C. 脉压

D. 平均动脉压   E. 中心静脉压

108. 在一个心动周期中，动脉血压的最高值称为

109. 在一个心动周期中，动脉血压的平均值称为

110. 右心房和胸腔大静脉内的血压称为

111. 收缩压与舒张压之差称为

(112～114 题共用备选答案)

A. 血浆胶体渗透压降低   B. 毛细血管血压升高

C. 组织液胶体渗透压降低   D. 组织液静水压降低

E. 毛细血管壁的通透性增加

112. 重度营养不良引起水肿的主要原因是

113. 右心衰竭引起水肿的原因是

114. 过敏反应时组织水肿的原因是

（115～117 题共用备选答案）

    A. 弹性贮器血管   B. 阻力血管   C. 交换血管

    D. 容量血管   E. 短路血管

115. 主动脉属于

116. 小动脉属于

117. 毛细血管属于

（118～120 题共用备选答案）

    A. 心力储备   B. 收缩期储备   C. 舒张期储备

    D. 心率储备   E. 神经调节

118. 心率增快使心输出量增大动用了

119. 射血分数增大使心输出量增大主要动用了

120. 静脉回心血量增大使心输出量增大动用了

【X 型题】

121. 心室肌细胞的生理特性有

    A. 自律性   B. 兴奋性   C. 收缩性

    D. 传导性   E. 舒张性

122. 心肌细胞的 Na^+ 通道

    A. 静息电位为 $-90mV$ 时，处于备用状态

    B. 动作电位去极化时，处于失活状态

    C. 失活后心肌的兴奋性降低或丧失

    D. 是电压门控性通道

    E. 平台期时，处于激活状态

123. 在心室肌细胞动作电位产生过程中，参与的离子是

    A. Ca^{2+} B. Na^+ C. Cl^-

    D. K^+ E. Mg^{2+}

124. 窦房结细胞生物电活动的特征是

    A. 4 期去极化速度较快   B. 4 期去极化有 Na^+ 内流

    C. 0 期去极化可被河豚毒素阻断   D. 0 期去极化速度较慢

    E. 0 期去极化有 Na^+ 内流

125. 心肌细胞的有效不应期包括

    A. 0 期   B. 1 期   C. 平台期

    D. 3 期复极化到 $-60mV$ E. 4 期

126. 在心动周期中

    A. 心房收缩期比心室收缩期长   B. 心房收缩期比心室收缩期短

    C. 快速射血期左心室压力最高   D. 心室等容收缩期，动脉瓣关闭

    E. 心室等容舒张期，动脉瓣关闭

127. 在心动周期中房室瓣和动脉瓣均处于关闭的时期是

    A. 等容收缩期   B. 房缩期   C. 射血期

D. 等容舒张期　　　　　　　　E. 减慢充盈期

128. 等容收缩期的特点是
    A. 心室容积不发生改变　　　　　B. 心室内压上升速度最快
    C. 房室瓣和动脉瓣都关闭　　　　D. 心室内压低于动脉压
    E. 心室内压低于房内压

129. 等容舒张期的特点是
    A. 心室容积不发生改变　　　　　B. 房室瓣和动脉瓣均关闭
    C. 房室瓣开放，动脉瓣关闭　　　D. 心室内压低于主动脉内压
    E. 心室内压等于心房内压

130. 快速射血期
    A. 动脉瓣开，房室瓣关　　B. 室内压达最高值　　C. 室内压高于大动脉
    D. 室内压低于大动脉　　　E. 心房压低于室内压

131. 下列哪些条件可使心输出量减少
    A. 刺激迷走神经传出纤维时　　　B. 由于颈动脉窦压力减低时
    C. 切断支配心脏的交感神经时　　D. 由平卧位转变为站立时
    E. 静脉注射肾上腺素

132. 使心输出量明显减少的心率是
    A. 少于 40 次/分　　B. 50～60 次/分　　　C. 80～100 次/分
    D. 120～140 次/分　　E. 超过 180 次/分

133. 能够使心输出量增多的因素是
    A. 大动脉血压升高　　　　　　　B. 一定范围内心率加快
    C. 心率不变搏出量增加　　　　　D. 心舒末期容积减小
    E. 外周阻力增大

134. 衡量心脏泵血功能的指标有
    A. 每搏输出量　　　B. 每分输出量　　　C. 心指数
    D. 射血分数　　　　E. 心电图

135. 正常人安静时每搏输出量
    A. 等于每分输出量除以心率　　　B. 左心室大于右心室
    C. 与回心血量无关　　　　　　　D. 为 60～80ml
    E. 与心肌收缩力大小有关

136. 影响动脉血压的因素有
    A. 心输出量　　　　B. 中心静脉压　　　C. 外周阻力
    D. 体循环平均压　　E. 大动脉弹性

137. 大动脉管壁弹性回位的作用是
    A. 收缩压升高　　　　　　　　　B. 舒张压不致过低
    C. 推动血液在心舒期继续流动　　D. 外周阻力增大
    E. 舒张压降低

138. 大动脉管壁硬化可导致
    A. 收缩压升高　　　B. 舒张压降低　　　C. 脉压减少
    D. 脉压增大　　　　E. 对血压无影响

139. 微循环的基本功能
    A. 实现血液与组织液的物质交换　　　　B. 控制组织血液灌流量
    C. 维持动脉血压　　　　　　　　　　　D. 调节和维持有效循环血量稳定
    E. 调节体温

140. 血液和组织液之间的物质交换主要是通过以下哪种方式进行的
    A. 扩散　　　　　　　　B. 吞饮　　　　　　　　C. 滤过和重吸收
    D. 主动转运　　　　　　E. 离子通道

141. 淋巴生成的意义是
    A. 回收组织液中的蛋白质　　　　　　　B. 运输小肠吸收的脂肪
    C. 参与免疫　　　　　　　　　　　　　D. 维持血浆容量
    E. 具有调节功能

142. 关于中心静脉压叙述正确的是
    A. 指右心房和胸腔大静脉内的压力
    B. 波动范围在 $4\sim12cmH_2O$
    C. 不受呼吸运动的影响
    D. 作为控制输液量的依据
    E. 与心脏的射血无关

143. 维持动脉血压相对稳定的反射感受器主要是
    A. 压力感受器　　　　　　B. 容量感受器　　　　　　C. 化学感受器
    D. 渗透压感受器　　　　　E. 温度感受器

144. 当动脉血压骤降时，可引起
    A. 窦神经、主动脉神经传入冲动增加，心交感神经紧张性增加
    B. 窦神经、主动脉神经传入冲动减少
    C. 心迷走神经传出冲动增加
    D. 心交感神经传出冲动增加
    E. 交感缩血管神经传出冲动减少

145. 肾上腺素的作用是
    A. 心肌的收缩力增强　　　　　　　　　B. 支气管平滑肌舒张
    C. 内脏和皮肤血管舒张　　　　　　　　D. 心率加快
    E. 其主要作用是强心

146. 使脑血管扩张的主要因素有
    A. 颅内高压　　　　　　B. 缺血　　　　　　C. CO_2 增多
    D. H^+ 浓度升高　　　　E. 低 O_2

（二）名词解释

147. 心率　148. 心动周期　149. 心音　150. 心律　151. 搏出量　152. 心输出量
153. 射血分数　154. 心指数　155. 心力储备　156. 自动节律性　157. 房室延搁
158. 期前收缩　159. 代偿性间歇　160. 血压　161. 平均动脉压　162. 外周阻力
163. 脉压　164. 中心静脉压　165. 微循环　166. 有效不应期

（三）填空题

167. 正常心脏的起搏点是_____，因为_____。

168. 心室肌细胞动作电位可分为_____期，其中_____是动作电位持续时间较长的主要原因。

169. 我国正常成人安静状态时的收缩压为_____，舒张压为_____，脉压为_____。

170. 心脏的充盈与射血过程主要来源于_____舒缩活动；心房纤颤_____严重影响心室的功能。

171. 等容收缩期中房室瓣_____，心室内压逐渐_____，动脉瓣_____。

172. 心电图反映心脏的_____过程，与心脏的_____活动无关。

173. 在体循环中_____的总横截面积最大；_____的总横截面积最小。

174. 心肌特殊传导系统为_____、_____、_____、_____。（按正常顺序排列）。

175. 心肌不产生强直性收缩的原因是_____。

176. 影响心肌兴奋性的因素有_____、_____、_____。

177. 影响心肌自律性的因素有_____、_____。

178. 第一心音标志着_____；第二心音标志着_____。

179. 影响心输出量的因素有_____、_____、_____、_____。

180. 心电图 P 波代表_____，T 波代表_____，QRS 波群代表_____。

181. 影响静脉回心血量的因素有_____、_____、_____。

182. 心室舒张时，血液能继续流动是由于_____和_____的作用。

183. 心交感神经兴奋时，其节后纤维末梢释放的递质是_____，它与心肌细胞膜的_____受体结合，引起心率_____，心肌收缩力_____。

184. 窦房结 P 细胞的 4 期自动去极化与_____、_____、_____有关。

185. 每搏输出量增加可使收缩压_____；脉压_____。

186. 大动脉弹性_____，可使收缩压升高，脉压_____。

187. 心率变化对_____影响较大。如果其他因素不变，心率加快致使脉压_____，原因是_____。

188. 心脏射血功能_____时，右心房压力升高，静脉回流量_____。

189. 夹闭两侧颈总动脉，反射性地引起外周阻力_____，心率_____。

190. 肾上腺素临床上称为_____，其对外周阻力_____的作用不明显。

（四）简答题

191. 在一个心动周期中，心脏是怎样完成射血功能的？

192. 影响心输出量的因素有哪些？

193. 心脏正常兴奋传导顺序如何？有何特点和意义？

194. 简述心肌兴奋性的周期性变化。

195. 期前收缩和代偿性间歇是怎样产生的？

196. 动脉血压是如何形成的？简述影响动脉血压的因素。

197. 简述减压反射的过程和意义。

198. 微循环血流通路有哪些？其作用如何？

199. 应用组织液循环的原理分析水肿产生的因素有哪些？

200. 肾上腺素和去甲肾上腺素对心血管的作用有何异同点？

（五）参考答案

1. C	2. E	3. C	4. C	5. B	6. B
7. D	8. A	9. B	10. B	11. A	12. A
13. A	14. E	15. E	16. C	17. C	18. B
19. D	20. A	21. B	22. C	23. B	24. A
25. C	26. D	27. E	28. C	29. D	30. A
31. B	32. D	33. E	34. C	35. D	36. D
37. D	38. B	39. C	40. D	41. E	42. B
43. C	44. C	45. B	46. E	47. C	48. E
49. B	50. C	51. C	52. B	53. B	54. A
55. E	56. B	57. B	58. B	59. B	60. E
61. D	62. B	63. C	64. B	65. E	66. E
67. B	68. A	69. B	70. C	71. C	72. C
73. C	74. E	75. D	76. D	77. C	78. D
79. E	80. A	81. C	82. B	83. D	84. E
85. A	86. B	87. D	88. C	89. C	90. D
91. D	92. A	93. D	94. A	95. A	96. B
97. C	98. C	99. A	100. C	101. D	102. A
103. B	104. C	105. A	106. E	107. B	108. A
109. D	110. E	111. C	112. A	113. B	114. E
115. A	116. B	117. C	118. D	119. B	120. C
121. BCD	122. ABCD	123. ABD	124. ABD	125. ABCD	126. BCDE
127. AD	128. ABCD	129. ABD	130. ABCE	131. ACD	132. AE
133. BC	134. ABCD	135. ADE	136. ACDE	137. BC	138. ABD
139. AB	140. ABC	141. ABCD	142. ABD	143. AC	144. BD
145. ABDE	146. BCDE				

147. 心率：每分钟的心跳次数。正常成人安静时心率为 $60\sim100$ 次/分，平均 75 次/分。

148. 心动周期：心脏每收缩和舒张一次，构成一个机械活动周期。

149. 心音：在每一个心动周期中，由心肌舒缩、瓣膜启闭、血流冲击心室及大动脉壁等因素引起振动而产生的声音。

150. 心律：指心跳的节律。

151. 搏出量：一侧心室每次收缩射出的血量。

152. 心输出量：一侧心室每分钟射入动脉的血量称为每分输出量。它等于搏出量和心率的乘积。

153. 射血分数：指搏出量占心室舒张末期容积的百分比。正常成人安静状态的射血分数约为 $55\%\sim65\%$。

154. 心指数：以每平方米体表面积计算的心输出量。

155. 心力储备：心输出量随机体代谢的需要而增加的能力。包括心率储备和搏出量储备。

156. 自动节律性：心肌细胞在没有外来刺激的条件下，能自动地产生节律兴奋的特性。

157. 房室延搁：兴奋在房室交界处传导速度突然减慢的现象。

158. 期前收缩：发生在窦房结的正常兴奋到达之前的心室收缩。

159. 代偿性间歇：在期前收缩之后出现一段较长的心室舒张期。

160. 血压：血管内的血液对单位面积血管壁的侧压力。

161. 平均动脉压：在一个心动周期中动脉血压的平均值。约为舒张压加 1/3 脉压。

162. 外周阻力：指小动脉和微动脉的血流阻力。

163. 脉压：收缩压与舒张压之差。

164. 中心静脉压：指胸腔内大静脉和右心房内的血压。

165. 微循环：微动脉与微静脉之间的血液循环。

166. 有效不应期：心肌细胞从 0 期去极化开始到复极化达 $-60mV$ 的一段时间内，任何强度的刺激都不能使其再次产生动作电位。

167. 窦房结　其自律性最高

168. 五　2期

169. $100\sim120mmHg$　$60\sim80mmHg$　$30\sim40mmHg$

170. 心室　不至于

171. 关闭　升高　关闭

172. 兴奋变化　机械

173. 毛细血管　主动脉

174. 窦房结　房室交界　房室束　左右束支　普肯耶细胞

175. 有效不应期长

176. 静息电位水平　阈电位水平　Na^+ 通道性状

177. 4 期自动去极化的速度　最大复极电位水平　阈电位水平

178. 心室收缩期开始　心室舒张期开始

179. 心肌前负荷　心肌后负荷　心肌收缩力　心率

180. 两心房的去极化过程　两心室的复极化过程　两心室的去极化过程

181. 心肌收缩力　重力和体位　呼吸运动　骨骼肌挤压作用

182. 大动脉壁弹性　外周阻力

183. 去甲肾上腺素　β_1　加快　加强

184. K^+ 外流　Na^+ 内流　Na^+-Ca^{2+} 交换

185. 升高　增大

186. 降低　加大

187. 舒张压　减小　舒张压增高

188. 减弱　减少

189. 增大　加快

190. 强心药　增大

191. 心室收缩射血过程：心室开始收缩→室内压升高超过房内压→房室瓣关闭→心室继续收缩→室内压超过主动脉压→主动脉瓣开放→血液射入主动脉。

心室舒张充盈过程：心室开始舒张→室内压降低，低于主动脉压时→主动脉瓣关闭→

心室继续舒张→室内压继续降低，低于房内压时→房室瓣开放→心室充盈血液。

192.（1）搏出量：在心率不变的情况下，搏出量增加，心输出量也随之增加。而搏出量又受以下因素影响：

1）心肌的前负荷：是指心室舒张末期的血液充盈量。受静脉回流量的影响，当静脉回流量增加时前负荷增大，心肌收缩力增强，搏出量增多。反之亦然。

2）心肌的后负荷：是指心肌收缩时所遇到的阻力，即动脉血压。后负荷增加时，心室等容收缩期延长，射血期缩短，射血期心肌纤维缩短程度和速度减小，结果使搏出量减少。

3）心肌收缩力：心肌收缩力是指前、后负荷不变的情况下，通过心肌自身功能状态的改变可使心肌收缩力增强，搏出量增加。如交感神经兴奋时，心肌收缩力增强，搏出量增加。迷走神经兴奋时，心肌收缩力减弱，搏出量减少。

（2）心率：心率在一定范围内加快可使心输出量增加。但如果心率过快（超过 180 次/分），或过慢（低于 40 次/分）均可导致心输出量减少。

193. 心内兴奋的传导途径：

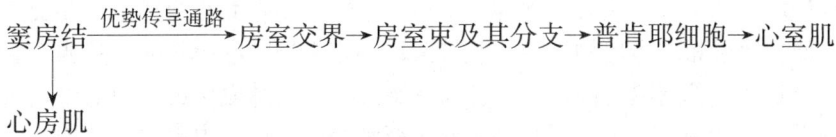

窦房结 ——优势传导通路——→ 房室交界→房室束及其分支→普肯耶细胞→心室肌

↓

心房肌

兴奋传导的特点：①在心房内的传导速度快，这可使左右心房同时收缩。②在房室交界的传导速度慢，约有 0.1s 的房室延搁，从而保证心室收缩必然是在心房收缩完毕之后，使心室有足够的充盈时间，有利于心脏射血功能的实现。③在心室的传导速度最快，兴奋一旦到达普肯耶细胞，几乎同时传遍两心室，保证使心室同步收缩，以提高其射血效率。

194. 心肌细胞在受到刺激而发生兴奋过程中，其兴奋性会发生周期性变化即经过有效不应期、相对不应期和超常期，而后恢复到原来状态。①有效不应期：从去极化 0 期开始到复极化 3 期膜内电位约 −60mV 的期间内，心肌细胞不能产生动作电位称为有效不应期。它包括绝对不应期和局部反应期两部分。绝对不应期是指从去极化 0 期开始到复极电位达 −55mV 的期间内，不论给予多么强大的刺激都不能引起反应。局部反应期是指复极化电位 −55～−60mV 的期间内，特别强大的刺激，可引起局部去极化，但仍不能产生动作电位。②相对不应期：有效不应期后，膜内电位从 −60～−80mV 期间内，能对阈上刺激产生动作电位，称为相对不应期。说明此期心肌兴奋性已逐渐恢复，但仍低于正常。③超常期：在复极化完毕之前，即膜内电位从 −80～−90mV 期间内，用阈下刺激也可产生动作电位。因膜内电位接近阈电位，兴奋性高于正常，故引起兴奋所需的阈值较低。超常期后，心肌的兴奋性恢复正常。

195. 正常情况下，心室肌按窦房结传来的冲动进行节律性活动，如果在有效不应期之后到下一次窦房结兴奋传来之前，受异位起搏点的刺激，可提前产生一次兴奋和收缩称为期前收缩。在期前收缩之后常出现一个较长的心室舒张期称为代偿性间歇。这是因为期前收缩也有自己的有效不应期，来自窦房结的下一次兴奋正好落在期前收缩的有效不应期内，未能引起心室兴奋，必须等到窦房结再一次传来兴奋才能发生反应，所以出现代偿性间歇。

196. 动脉血压形成的条件：足够的循环血量是形成动脉血压的前提；心室射血所产

生的动力和血液流动所遇到的外周阻力的相互作用是形成动脉血压的根本因素。大动脉管壁的弹性有缓冲血压的作用，使收缩压不致过高，舒张压不致过低，并促进血液连续流动。

影响动脉血压的因素分别是：①搏出量：当外周阻力和心率不变时，搏出量增加动脉血压升高，以收缩压升高明显，舒张压变化不大，故使脉压增大。反之亦然。因此，收缩压是反映搏出量多少的指标。②心率：其他因素不变，心率在一定范围内增加时，动脉血压升高，主要表现为舒张压升高，收缩压升高不明显，脉压减小。心率变慢时，舒张压降低，脉压增大。因此，心率的改变主要影响舒张压。③外周阻力：其他因素不变，外周阻力增大时动脉血压升高，舒张压升高明显，脉压减小。反之亦然。因此，舒张压的高低主要反映外周阻力的大小。④循环血量与血管容积：正常机体的循环血量与血管容积相适应，使血管保持一定的充盈度，维持一定的血压。循环血量减少或血管容积增加，均可导致血压下降。前者见于大量失血，后者见于过敏性休克或中毒性休克的患者。⑤大动脉管壁的弹性：当弹性减弱时缓冲能力下降，使收缩压升高，舒张压降低，脉压增大。

197. 当动脉血压突然升高时，压力感受器所受的牵张刺激增强，由窦神经和主动脉神经传入延髓的冲动增多，使心迷走神经中枢紧张性增高，而心交感中枢和交感缩血管中枢紧张性降低。通过相应传出神经使心脏抑制即心率变慢、心肌收缩力减弱，心输出量减少，外周血管舒张，外周阻力降低，动脉血压下降。当动脉血压突然降低时，压力感受器所受刺激减弱，传入冲动减少，引起心交感中枢和交感缩血管中枢紧张性增高，心迷走中枢紧张性降低，降压反射减弱，使动脉血压回升。因此减压反射是一种负反馈调节，对动脉血压保持相对稳定起着重要作用。

198. 微循环血流通路有迂回通路、直捷通路和动-静脉短路。其作用分别为：①迂回通路：此通路迂回曲折，穿行于组织细胞之间，加之血流缓慢，毛细血管壁通透性大等因素，使其成为血液和组织液进行物质交换的主要场所，故又称营养通路。②直捷通路：此通路直而短，血流速度快，故无物质交换的功能。主要功能是使部分血液迅速通过微循环，以保证静脉回心血量。③动-静脉短路：该通路多分布于皮肤及皮下组织，通常处于关闭状态，当机体需要大量散热时此通路开放，皮肤血流量增多，有助于散热。反之当温度降低时则关闭，保持热量不易散失，故在体温调节方面起重要作用。

199. 水肿常见原因有：①毛细血管血压升高：如炎症部位小动脉扩张，由动脉进入毛细血管的血流增加；或右心衰竭时，静脉回流受阻，血液在毛细血管内淤积等都造成毛细血管血压升高，有效滤过压增加，使组织液生成过多造成水肿。②血浆胶体渗透压下降：如肾脏疾病时，大量血浆蛋白随尿液排出；或肝病患者蛋白质合成减少，均使血浆胶体渗透压下降，有效滤过压增加，组织液生成增加。③淋巴回流受阻：因有少量组织液经淋巴管回流入血液，因此淋巴回流受阻时，在受阻部位前的组织间隙中组织液积聚，可出现严重的水肿，如丝虫病。④毛细血管通透性增加：在烧伤、过敏反应情况下，毛细血管壁通透性增加，一部分血浆蛋白进入组织液使血浆胶体渗透压下降和组织液胶体渗透压升高，导致组织水肿。

200. 肾上腺素和去甲肾上腺素对心血管作用相似，但又各有特点。这与心血管上存在不同的受体及这两种激素与不同受体的结合能力有关。心肌细胞膜上为 β_1 受体，血管平滑肌细胞膜上为 α 和 β_2 受体。肾上腺素可与 α、β_1、β_2 三种受体结合，与 β_1 结合可使心率加快，心缩力加强，心输出量增多，使血压升高。但 α 和 β_2 受体在不同器官的血管上分布不同；内脏、皮肤血管 α 受体居多；而骨骼肌、肝脏、冠状血管则以 β₂ 受体占优势。故肾上腺素对血管的作用则因作用部位不同而异。作用于皮肤和腹内脏器可使血管收缩，作用于骨骼肌血管和冠状血管则使其舒张。故对总外周阻力影响不大，甚至降低。可见肾上腺素升高血压的作用是通过增强心脏的活动而实现的。因此，临床上常将它作为强心急救药使用。去甲肾上腺素虽能与 α 和 β₁ 受体相结合，但对前者的结合作用大于后者，故其收缩血管作用较强，可使除冠状血管以外的所有小动脉强烈收缩，增加外周阻力，使血压明显升高。故常作为升压药使用。去甲肾上腺素虽能与心肌细胞的 β₁ 受体相结合增强心脏活动但作用不如肾上腺素。

四、题例解析

【A₁ 型题】

1. 在心动周期中，下列哪一期心室内压最低
  A. 等容舒张期末   B. 快速充盈期初   C. 减慢充盈期末
  D. 心房收缩期末   E. 等容收缩期末

参考答案解析：(B)

等容舒张期后，心室肌进一步舒张，心室内压进一步降低。正是由于心室舒张的抽吸作用，血液才得以快速充盈心室。随着血液不断进入心室，心室内压逐渐回升，快速充盈期转为减慢充盈期。因此快速充盈期初心室内压最低，故答案 B 正确。

2. 关于毛细血管特点的说法，**错误**的是
  A. 血流速度慢   B. 血流阻力大   C. 总横截面积大
  D. 管壁通透性高   E. 血容量大

参考答案解析：(B)

根据血流动力学原理，血流阻力与血管半径的 4 次方呈反比。因此答案 B "血流阻力大" 看似正确的，因为毛细血管口径的确极小。但在整个循环系统中，无数毛细血管之间呈并联关系，它的总横截面积非常大，因而总血流阻力则很小，故答案 B 正确。

3. 关于中心静脉压的描述，正确的是
  A. 指左心房和肺静脉内的压力   B. 正常值为 4～12mmHg
  C. 心功能不全时中心静脉压降低   D. 卧位转为直立时中心静脉压升高
  E. 过敏性休克时中心静脉压降低

参考答案解析：(E)

中心静脉压是指右心房和胸腔大静脉内的血压，正常值为 $4～12cmH_2O$，在静脉回流增多或右心功能不全时，中心静脉压增高；相反情况下，中心静脉压降低。过敏性休克时，由于全身血管扩张，静脉回流量减少，故使中心静脉压降低。卧位转为直立时，静脉回流量减少，中心静脉压也不会升高，故答案 E 正确。

4. 静脉输入乙酰胆碱后，心输出量减少的主要原因是
  A. 心肌细胞传导减慢   B. 心肌收缩力减弱   C. 心率变慢
  D. 静脉回流量减少   E. 后负荷增大

参考答案解析：(C)

迷走神经或乙酰胆碱对心脏的作用点主要是在窦房结和房室交界，尤其是窦房结，而

对其他部位作用较弱,对心室肌几乎不起作用;此外,心肌细胞传导减慢对心输出量也无明显影响。因此,心输出量减少主要是因心率减慢引起的,故答案 C 正确。

5. 从下蹲位突然站立发生晕厥的原因是

    A. 低垂部位静脉舒张   B. 血液发生倒流

    C. 贫血   D. 心率突然变慢

    E. 压力感受性反射敏感性降低

参考答案解析:(E)

从下蹲位突然站立时,由于静脉回心血量减少,可使心输出量减少,动脉压下降。在正常情况下,血压的快速变化可通过压力感受性反射使心输出量和动脉血压迅速回升。如果压力感受性反射敏感性降低,心输出量和动脉血压不能及时回升,可使脑部供血不足而发生晕厥,故答案 E 正确。

【B₁ 型题】

(6~7 题共用备选答案)

    A. 肾上腺素   B. 去甲肾上腺素   C. 激肽

    D. 乙酰胆碱   E. 血管升压素

6. 能明显加大循环阻力,而强心作用相对较弱的是

7. 能明显加强心脏活动,而改变循环阻力作用相对较弱的是

参考答案解析:

去甲肾上腺素结合 α 受体的能力较强,而结合 β₁ 受体的能力较弱,因此引起广泛的血管收缩,使循环阻力加大。此外,由于其强烈收缩血管,使动脉血压升高,再通过压力感受性反射抑制心脏活动,其效应可超过去甲肾上腺素本身对心脏的直接兴奋作用,因而可致心率变慢,故 6 题答案 B 正确。

肾上腺素与心肌细胞的 β₁ 受体结合,可明显加强心脏活动;它与血管 α 和 β₂ 受体的结合能力都很强,能与血管 α 受体结合使某些部位的血管收缩,又能与血管的 β₂ 受体结合,使另一些部位的血管舒张,因而改变循环阻力的作用不明显,故 7 题答案 A 正确。

(8~11 题共用备选答案)

    A. 血浆胶体渗透压降低   B. 组织液静水压降低

    C. 毛细血管通透性增加   D. 毛细血管压增高

    E. 淋巴和(或)静脉回流受阻

8. 肿瘤压迫导致局部水肿的原因是

9. 严重丝虫病导致下肢水肿的原因是

10. 严重营养不良导致全身水肿的原因是

11. 过敏反应导致局部水肿的原因是

参考答案解析:

肿瘤压迫引起局部水肿主要是因静脉回流受阻所致,故 8 题答案 E 正确。

严重丝虫病时导致下肢水肿主要是因为淋巴管阻塞引起局部肢体或身体下垂部位水肿,故 9 题答案 E 正确。

严重营养不良时,血浆蛋白含量降低,使血浆胶体渗透压降低可导致全身水肿,故 10 题答案 A 正确。

过敏反应时,毛细血管通透性增加,血浆蛋白渗入组织,使组织液胶体渗透压升高导

致局部水肿，故 11 题答案 C 正确。

【X 型题】

12. 下列哪些因素可使静脉回流加速

    A. 从卧位到站立　　　B. 注射肾上腺素　　　C. 慢跑

    D. 站立在水中　　　　E. 深吸气

参考答案解析：（BCDE）

从卧位转为站位时，身体低垂部位的静脉因跨壁压的增大而扩张，容纳的血量增多，静脉回流不会加速；注射肾上腺素可使心肌收缩加强，降低中心静脉压，有利于静脉回流；慢跑可通过骨骼肌舒缩的挤压作用促进静脉回流；站在水中时，由于静脉血管的跨壁压减小，故可使静脉回流加速；深吸气时由于胸内负压增加，中心静脉压降低，故可促进静脉回流，故答案 BCDE 正确。

（高明灿）

第五章

呼　吸 ◄

一、学习纲要

【掌握】 呼吸的概念；肺通气的动力；肺容量和肺通气量；影响肺换气的因素；化学感受性呼吸反射。

【熟悉】 呼吸全过程；气体交换过程；气体在血液中的运输；呼吸中枢；肺牵张反射。

【了解】 肺通气的阻力；气体交换的原理；防御性呼吸反射。

二、知识旁引

5-1　新生儿呼吸窘迫综合征

新生儿呼吸窘迫综合征（NRDS）又称肺透明膜病（HMD），是由于缺乏肺表面活性物质所致的新生儿呼吸系统疾病。正常情况下，胎儿肺泡Ⅱ型细胞，约在妊娠 $6\sim7$ 个月开始分泌肺表面活性物质，到分娩前达到高峰。有些早产儿因肺泡Ⅱ型细胞尚未成熟，缺乏肺表面活性物质，以致出生时易发生肺不张。患儿多在出生后 $4\sim6$ 小时内出现症状，主要表现为呼吸困难、发绀，并呈进行性加重，出现鼻翼扇动、烦躁不安、最终呼吸衰竭而死亡。为了预防 NRDS 的发生，可以在产前抽取羊水检测肺表面活性物质的含量，预测发生这种病的可能性，若发现肺表面活性物质缺乏，可通过延长妊娠时间、药物（糖皮质激素）促进其合成或出生后即刻给予外源性肺表面活性物质进行替代治疗。

5-2　潮式呼吸

临床上，心力衰竭或脑干损伤等疾病使呼吸中枢受到刺激时，引起肺通气量增加，CO_2 排出增多，肺泡气 PCO_2 降低，血液中 PCO_2 也降低，呼吸中枢因缺少一定量 CO_2 的刺激而受抑制，于是呼吸变慢、变浅甚至停止；呼吸运动的抑制使 CO_2 排出减少，血液中 PCO_2 回升，又刺激了脑部的呼吸中枢，引起呼吸运动变快、变深。呼吸运动的增强，再次使 PCO_2 下降，呼吸运动再次受到抑制。呼吸逐渐加强与逐渐减弱直至停止交替出现，如此周而复始，这种形式的呼吸称为潮式呼吸，又称为陈-施呼吸，每个周期 $1\sim3$ 分钟。

5-3　2,3-二磷酸甘油酸对氧解离曲线的影响在临床实践中的应用

2,3-二磷酸甘油酸（2,3-DPG）是红细胞无氧糖酵解的产物。在高原、贫血、慢性低 O_2 等情况下，糖酵解加强，红细胞内 2,3-DPG 增加，氧解离曲线右移，Hb 与 O_2 的亲和力降低，有利于 O_2 的释放，改善组织的低 O_2 状态。在血库中用抗凝剂（枸橼酸钠-葡萄

糖液）保存 3 周后的血液，糖酵解停止，红细胞内的 2,3-DPG 含量下降，氧解离曲线左移，导致 Hb 与 O_2 的亲和力增加，O_2 不易解离出来。所以，临床上给患者输血时，应考虑这种血液对组织 O_2 释放的影响，不宜使用库存时间过长的血液。

5-4 波尔效应

当血液 pH 值降低时，Hb 与 O_2 亲和力下降，氧解离曲线右移；血液 pH 值升高时，Hb 与 O_2 亲和力增高，氧解离曲线左移。血液 pH 值对 Hb 与 O_2 亲和力的影响称为"波尔效应"，具有重要的生理意义。当血液流经肺时，CO_2 由血液向肺泡扩散，血液中 PCO_2 下降，H^+ 浓度降低，pH 值升高，使 Hb 与 O_2 的亲和力增高，有利于血液对 O_2 的摄取。当血液流经组织时，CO_2 由组织向血液扩散，血液中 PCO_2 及 H^+ 浓度均升高，pH 值降低，使 Hb 与 O_2 的亲和力下降，促进 HbO_2 解离，有利于血液向组织细胞释放足够的 O_2。

三、能力训练

（一）选择题

【A_1 型题】

1. 机体与外界环境之间的气体交换过程称为
   A. 外呼吸　　　　　　B. 内呼吸　　　　　　C. 呼吸
   D. 肺通气　　　　　　E. 肺换气

2. 肺与外界环境之间的气体交换过程称为
   A. 肺通气　　　　　　B. 肺换气　　　　　　C. 气体运输
   D. 外呼吸　　　　　　E. 内呼吸

3. 肺通气的原动力来源于
   A. 肺的舒缩运动　　　B. 呼吸运动　　　　　C. 肺的弹性回缩力
   D. 肺内压的周期性变化　E. 胸内压与肺内压之差

4. 肺通气的直接动力来源于
   A. 肺的舒缩运动　　　B. 胸内压与肺内压之差　C. 肺内压与大气压之差
   D. 肺的弹性回缩力　　E. 胸内压的周期性变化

5. 平静呼吸与用力呼吸的共同点是
   A. 吸气是主动过程
   B. 呼气是主动过程
   C. 呼气是被动过程
   D. 吸气过程是主动的，呼气过程是被动的
   E. 吸气和呼气过程都是主动的

6. 平静呼吸过程中，肺内压的变化**错误**的是
   A. 吸气初肺内压低于大气压　　　B. 吸气末等于大气压
   C. 呼气初高于大气压　　　　　　D. 呼气末等于大气压
   E. 吸气末低于大气压

7. 胸膜腔内压等于
   A. 大气压与肺内压之差　　　　　B. 大气压与肺表面张力之差

　　C. 大气压与非弹性阻力之差　　　　　　D. 肺内压与肺回缩力之差

　　E. 胸内压与肺回缩力之差

8. 胸膜腔负压形成的主要原因是

　　A. 肺泡表面张力　　　　　B. 肺回缩力　　　　　　C. 肺表面活性物质

　　D. 呼吸肌收缩　　　　　E. 气道阻力

9. 维持胸膜腔负压的必要条件是

　　A. 胸膜腔的密闭性　　　　B. 胸膜腔内有浆液　　　　C. 一定的气道阻力

　　D. 肺内压低于大气压　　　E. 肺表面活性物质

10. 关于肺表面活性物质的描述，正确的是

　　A. 由Ⅰ型和Ⅱ型肺泡细胞共同分泌的

　　B. 由Ⅰ型肺泡细胞分泌的

　　C. 由Ⅱ型肺泡细胞分泌的

　　D. 分布于肺泡的外表面

　　E. 可增加肺泡表面张力

11. 关于呼吸膜的描述，**错误**的是

　　A. 又称气-血屏障　　　　　　　　B. 总厚度约 2mm

　　C. 非常有利于气体的扩散　　　　　D. 是气体交换的必经结构

　　E. 正常成人总面积约为 70m^2

12. 肺表面活性物质的生理作用**不包括**

　　A. 降低肺泡表面张力　　　　　　　B. 减小肺的弹性阻力

　　C. 避免肺毛细血管中液体渗入肺泡　　D. 防止肺泡回缩

　　E. 增强呼吸膜的通透性

13. 影响气道阻力的主要因素是

　　A. 气道口径　　　　　　　B. 气流速度　　　　　　C. 气流形式

　　D. 气流惯性　　　　　　　E. 气压大小

14. 用力吸气后，再尽力呼气所能呼出的最大气体量是

　　A. 潮气量　　　　　　　　B. 补吸气量　　　　　　C. 补呼气量

　　D. 肺活量　　　　　　　　E. 肺泡通气量

15. 最大呼气末，残留在肺内不能被呼出的气体量是

　　A. 潮气量　　　　　　　　B. 肺活量　　　　　　　C. 余气量

　　D. 肺总量　　　　　　　　E. 功能余气量

16. 平静呼气末，残留在肺内的气体量称为

　　A. 潮气量　　　　　　　　B. 肺活量　　　　　　　C. 功能余气量

　　D. 余气量　　　　　　　　E. 补吸气量

17. 正常成人的潮气量为 500ml，呼吸频率为 12 次/分，其肺泡通气量为

　　A. 3000ml　　　　　　　　B. 3500ml　　　　　　　C. 4200ml

　　D. 4500ml　　　　　　　　E. 5000ml

18. 测定用力肺活量时，第 1 秒末所呼出的气量占肺活量的百分数是

　　A. 50%　　　　　　　　　B. 76%　　　　　　　　C. 83%

　　D. 96%　　　　　　　　　E. 99%

19. 肺的有效通气量是指
    A. 潮气量　　　　　　　　　B. 用力肺活量　　　　　　　C. 每分通气量
    D. 肺泡通气量　　　　　　　E. 功能余气量

20. 肺换气的结果是
    A. 静脉血变成动脉血　　　　　　　　B. 动脉血变成静脉血
    C. 肺泡中的 O_2 含量增加　　　　　　D. 肺泡中的 CO_2 降低
    E. 血液中的 O_2 含量降低

21. 肺换气的场所是在
    A. 呼吸道　　　　　　　　　　　　　B. 体循环的组织液中
    C. 红细胞中　　　　　　　　　　　　D. 肺泡与肺毛细血管之间
    E. 组织细胞中

22. 决定气体扩散方向的主要因素是
    A. 气体分压差　　　　　　　B. 气体分子量　　　　　　　C. 气体溶解度
    D. 呼吸膜的厚度　　　　　　E. 温度差

23. PCO_2 由高到低的顺序是
    A. 静脉血、肺泡、组织细胞　　　　　B. 静脉血、组织细胞、肺泡
    C. 肺泡、组织细胞、静脉血　　　　　D. 组织细胞、肺泡、静脉血
    E. 组织细胞、静脉血、肺泡

24. PO_2 最高的部位是
    A. 静脉血　　　　　　　　　B. 组织细胞　　　　　　　　C. 肺泡气
    D. 动脉血　　　　　　　　　E. 毛细血管血液

25. O_2 在血液中运输的主要形式是
    A. 物理溶解　　　　　　　　B. 形成 HbO_2　　　　　　　C. 形成碳酸氢盐
    D. 形成 HbNHCOOH　　　　 E. 形成去氧 Hb

26. CO_2 在血液中运输的主要形式是
    A. 物理溶解　　　　　　　　B. 形成碳酸氢盐　　　　　　C. 形成去氧 Hb
    D. 形成 HbNHCOOH　　　　 E. 形成 HbO_2

27. 呼吸调整中枢位于
    A. 延髓　　　　　　　　　　B. 脑桥　　　　　　　　　　C. 中脑
    D. 脊髓　　　　　　　　　　E. 大脑皮层

28. 下列有关肺总量的叙述，**错误**的是
    A. 在不同的个体、性别、年龄中有差异
    B. 与体型大小、运动锻炼情况有关
    C. 是指肺所能容纳的最大气体量
    D. 因体位变化而异
    E. 是肺活量和功能余气量之和

29. 维持呼吸中枢兴奋性所必需的刺激物是
    A. 缺 O_2　　　　　　　　　B. 一定浓度的 CO_2　　　　C. 一定浓度的 H^+
    D. 一定浓度的 HCO_3^-　　　E. 一定浓度的 $NaHCO_3$

30. CO_2 对呼吸的刺激作用主要是通过

A. 直接刺激呼吸中枢的呼吸神经元

B. 只刺激中枢化学感受器

C. 只刺激外周化学感受器

D. 刺激中枢和外周化学感受器两条途径，以刺激中枢化学感受器为主

E. 以刺激外周化学感受器为主

31. 对呼吸中枢直接起抑制作用的因素是

A. 血中 PCO_2 升高　　B. 血中 H^+ 浓度升高　　C. 脑脊液中 PCO_2 升高

D. 脑脊液中 H^+ 升高　　E. 血中 PO_2 降低

32. 血中 PO_2 降低导致呼吸加强的原因是兴奋

A. 延髓呼吸中枢　　B. 呼吸调整中枢　　C. 外周化学感受器

D. 中枢化学感受器　　E. 肺牵张感受器

33. 关于肺牵张反射的叙述，**错误**的是

A. 感受器在细支气管平滑肌内　　B. 冲动由迷走神经传入延髓

C. 肺扩张时感受器传入冲动增加　　D. 其意义是防止吸气过深过长

E. 传入冲动兴奋延髓吸气中枢

34. 下列哪种呼吸通气效率最低

A. 平静呼吸　　B. 深慢呼吸　　C. 浅快呼吸

D. 深快呼吸　　E. 胸式呼吸

35. 同时切断家兔双侧迷走神经则出现

A. 呼吸频率变快　　B. 呼吸停止

C. 呼吸频率变快、呼气延长　　D. 呼吸频率变慢、吸气延长

E. 呼吸频率不变

36. 肺回缩力主要来自

A. 肺的弹力纤维　　B. 肺泡表面张力　　C. 肺表面活性物质

D. 呼吸肌的收缩力　　E. 胸廓的弹性回缩力

37. 关于平静呼吸的描述，哪一项是**错误**的

A. 吸气时肋间外肌收缩　　B. 吸气时膈肌收缩

C. 呼气时呼气肌收缩　　D. 呼气时膈肌和肋间外肌舒张

E. 吸气是主动的，呼气是被动的

38. 关于肺换气，**错误**的是

A. 气体扩散速度与气体分压差呈正比

B. 气体扩散速度与呼吸膜面积呈反比

C. 气体扩散速度与呼吸膜厚度呈反比

D. 通气/血流比值减小肺换气量减少

E. 通气/血流比值增大肺换气量减少

39. 肺表面活性物质减少，会产生

A. 肺膨胀　　B. 肺泡表面张力减少　　C. 肺萎缩

D. 肺回缩力减小　　E. 肺气肿

【A₂型题】

40. 某男，60岁，患支气管炎、阻塞性肺气肿10年，近期感冒后，呼吸困难加重，

肺功能检查：余气量（RV）增加；FEV_1/FVC（第一秒末用力呼气量占用力肺活量的比值）$<60\%$，判断其患者肺通气功能好坏的主要指标是

    A. 潮气量   B. 肺活量   C. 用力肺活量

    D. 补吸气量   E. 补呼气量

41. 某男，患慢性肺心病，长期 CO_2 潴留，若吸入纯 O_2 可导致呼吸暂停。这种患者呼吸中枢兴奋性的维持主要依靠

    A. 高浓度 CO_2 刺激外周化学感受器

    B. 高浓度 CO_2 刺激中枢化学感受器

    C. 低 O_2 刺激外周化学感受器

    D. 低 O_2 刺激中枢化学感受器

    E. 低 O_2 直接刺激呼吸中枢

42. 让体检者用力吸气，然后以最快的速度呼气，计算第 1、2、3 秒末呼出的气量，分别占肺活量的百分数称为

    A. 肺活量   B. 用力肺通气量   C. 用力肺活量

    D. 深吸气量   E. 深呼气量

43. 某人解剖无效腔为 150ml，潮气量 500ml，呼吸频率 12 次/分，患肺炎后，呼吸变浅、加快，若潮气量减半，呼吸频率加倍，则肺泡通气量（ml/min）是

    A. 1200   B. 1600   C. 2000

    D. 2400   E. 3600

【B_1 型题】

（44～46 题共用备选答案）

    A. 膈肌   B. 肋间外肌   C. 肋间内肌

    D. 胸大肌   E. 膈肌和肋间外肌

44. 胸式呼吸时起主要作用的呼吸肌是

45. 腹式呼吸时起主要作用的呼吸肌是

46. 平静吸气时，起主要作用的呼吸肌是

（47～49 题共用备选答案）

    A. 肺通气   B. 肺换气   C. 外呼吸

    D. 内呼吸   E. 气体在血液中的运输

47. 肺与外界环境之间的气体交换称为

48. 肺泡与血液之间的气体交换称为

49. 组织细胞与血液之间的气体交换称为

（50～52 题共用备选答案）

    A. 肺活量   B. 用力肺活量   C. 每分通气量

    D. 肺泡通气量   E. 肺总量

50. 肺所能容纳的最大气体量是

51. 真正有效的气体交换量是

52. 反映肺一次最大通气能力的指标是

（53～54 题共用备选答案）

    A. 物理溶解   B. HbO_2 C. 碳酸氢盐

  D. HbNHCOOH   E. 化学结合

53. O_2 在血液中运输的主要形式为

54. CO_2 在血液中运输的主要形式为

(55～56 题共用备选答案)

  A. 延髓   B. 脑桥   C. 中脑

  D. 脊髓   E. 大脑皮层

55. 呼吸的基本中枢位于

56. 呼吸的调整中枢位于

(57～60 题共用备选答案)

  A. 外周化学感受器反射   B. 中枢化学感受器反射   C. 肺牵张反射

  D. 咳嗽反射   E. 喷嚏反射

57. 血液中 PCO_2 升高时引起呼吸运动加强主要是通过

58. 血液中 H^+ 浓度升高时引起呼吸运动加强是通过

59. 气管、支气管黏膜受到机械或化学刺激时所引起的防御性呼吸反射

60. 鼻黏膜受刺激时引起的防御性呼吸反射

【X 型题】

61. 呼吸的全过程包括

  A. 肺通气   B. 肺换气   C. 气体在血液中的运输

  D. 组织换气   E. 肺牵张反射

62. 用力吸气时参与收缩的肌肉有

  A. 肋间外肌   B. 膈肌   C. 肋间内肌

  D. 胸大肌、胸小肌   E. 腹肌

63. 有关胸膜腔内压的描述正确的是

  A. 胸膜腔内压比大气压低   B. 主要是肺回缩力形成的

  C. 吸气比呼气时负压更低   D. 平静呼气时比大气压大

  E. 无论吸气、呼气均小于大气压

64. 有关肺表面活性物质的描述正确的是

  A. 由 Ⅱ 型肺泡细胞分泌的   B. 降低肺泡表面张力

  C. 使肺的弹性阻力增加   D. 使肺不容易扩张

  E. 可防止肺水肿的发生

65. 大脑皮层对呼吸运动的调节，表现为

  A. 呼吸的深度、频率在一定范围内可以随意控制

  B. 人的言语活动

  C. 许多呼吸反应可以建立条件反射

  D. 将大脑皮层切除后，节律性呼吸消失

  E. 呼吸对环境的适应不需要大脑皮层参与

66. 正常呼吸节律的形成主要依赖于

  A. 脊髓   B. 延髓   C. 脑桥

  D. 中脑   E. 大脑皮层

67. 肺的弹性阻力主要来自

A. 肺泡表面张力　　　　　B. 肺表面活性物质　　　　C. 肺组织的弹性纤维

D. 胸内压的周期性变化　　E. 胸廓的舒缩运动

68. 正常成人肺泡通气量的大小取决于

A. 潮气量　　　　　　　　B. 肺血流量　　　　　　　C. 呼吸频率

D. 余气量　　　　　　　　E. 无效腔气量

69. O_2 的运输形式有

A. 物理溶解　　　　　　　B. HbO_2　　　　　　　　C. HbNHCOOH

D. 碳酸氢盐　　　　　　　E. 化学结合

70. 下列哪些因素可引起气道平滑肌收缩

A. 交感神经兴奋　　　　　B. 副交感神经兴奋　　　　C. 儿茶酚胺

D. 组胺　　　　　　　　　E. 5-羟色胺

71. 肺活量等于下列哪项之和

A. 潮气量　　　　　　　　B. 补吸气量　　　　　　　C. 补呼气量

D. 余气量　　　　　　　　E. 肺容量

72. 下列哪些因素可引起氧解离曲线右移

A. 血液中 PCO_2 升高　　B. 温度升高　　　　　　　C. pH 值降低

D. 2,3-DPG 增多　　　　　E. 温度降低

73. 下列哪些因素能使气体扩散速率减慢

A. 通气/血流比值减小　　B. 肺水肿　　　　　　　　C. 体温升高

D. 气体分压差增加　　　　E. 肺血流减少

(二) 名词解释

74. 呼吸　75. 呼吸运动　76. 肺通气　77. 肺换气　78. 潮气量　79. 肺活量　80. 用力肺活量　81. 每分通气量　82. 肺泡通气量　83. 通气/血流比值　84. 肺牵张反射　85. Hb 氧饱和度　86. 氧解离曲线　87. 呼吸中枢

(三) 填空题

88. 呼吸的全过程包括_____、_____和_____三个环节。

89. 外呼吸包括_____和_____两个过程。

90. 肺通气的直接动力是_____，原动力是_____。

91. 人在安静状态下平静而均匀的呼吸运动称为_____，正常成人呼吸频率为_____。

92. 平静呼吸时，每次吸入或呼出的气体量称为_____，正常成人约为_____。

93. 肺表面活性物质是由肺泡_____细胞分泌的，其主要作用是_____。

94. 肺活量是_____、_____和_____之和。

95. 肺内压在吸气初_____大气压，在吸气末_____大气压；在呼气初_____大气压，在呼气末_____大气压。

96. 胸膜腔内压在吸气时_____大气压，在呼气时_____大气压。

97. 肺通气的阻力包括_____阻力和_____阻力，其中约70%为_____阻力。

98. 气道阻力的大小与_____、_____和_____有关，但主要因素是_____。

99. 肺换气时由于肺泡气的 PO_2_____静脉血的 PO_2，O_2 由_____向_____

扩散；肺泡气的 PCO_2 _____ 静脉血的 PCO_2，CO_2 由_____向_____扩散，静脉血变成动脉血。

100. 当动脉血流经组织时，由于动脉血的 PO_2 高于组织，动脉血的 PCO_2 低于组织，O_2 由_____向_____扩散，CO_2 由_____向_____扩散，动脉血变成静脉血。

101. O_2 在血液中的运输形式有_____和_____两种，其中主要的运输形式是_____。

102. CO_2 化学结合的运输方式有_____和_____两种。

103. 中枢化学感受器可感受脑脊液和局部细胞外液中_____浓度的变化，外周化学感受器可感受动脉血中_____、_____和_____的变化。

104. 胸廓和肺组织扩张的难易程度用_____表示，它与弹性阻力呈_____关系。

105. 肺动脉栓塞时 V/Q 比值_____，则意味着通气量_____，血流量_____。

106. 交感神经兴奋时，支气管平滑肌_____，副交感神经兴奋时，支气管平滑肌_____。

(四) 简答题

107. 呼吸的全过程包括哪几个环节？

108. 为什么深慢呼吸比浅快呼吸效率高？

109. 影响肺换气的因素有哪些？

110. 临床上给患者吸 O_2 时，为什么要混入一定量的 CO_2？

111. 胸膜腔负压有何生理意义？

112. 何谓呼吸运动？分为几种类型？

113. 简述 O_2 和 CO_2 在血液中的运输方式。

114. 试述血液中 CO_2、H^+ 浓度增高及低 O_2 对呼吸的影响及作用机制。

115. 肺表面活性物质有哪些生理意义？

(五) 参考答案

1. C	2. A	3. B	4. C	5. A	6. E
7. D	8. B	9. A	10. C	11. B	12. E
13. A	14. D	15. C	16. C	17. C	18. C
19. D	20. A	21. D	22. A	23. E	24. C
25. B	26. B	27. C	28. E	29. B	30. D
31. E	32. C	33. E	34. C	35. D	36. B
37. C	38. B	39. C	40. C	41. C	42. C
43. D	44. B	45. A	46. E	47. A	48. B
49. D	50. E	51. A	52. A	53. B	54. C
55. A	56. B	57. B	58. A	59. D	60. E
61. ABCD	62. ABD	63. ABCE	64. ABE	65. ABC	66. BC
67. AC	68. ACE	69. ABE	70. BDE	71. ABC	72. ABCD

73. ABE

74. 呼吸：机体与外界环境之间进行的气体交换过程。

75. 呼吸运动：由呼吸肌收缩和舒张引起的胸廓节律性扩大和缩小。

76. 肺通气：是指肺与外界环境之间的气体交换过程。

77. 肺换气：肺泡与肺毛细血管血液之间的气体交换过程。

78. 潮气量：平静呼吸时，每次吸入或呼出的气体量。

79. 肺活量：用力吸气后，再尽力呼气所能呼出的最大气体量，它是潮气量、补吸气量和补呼气量之和。

80. 用力肺活量：是指一次最大吸气后，尽力尽快呼气所能呼出的最大气体量。

81. 每分通气量：是指每分钟吸入或呼出肺的气体总量，等于潮气量与呼吸频率的乘积。

82. 肺泡通气量：指每分钟吸入肺泡的新鲜气体量，等于潮气量与无效腔气量之差乘以呼吸频率。

83. 通气/血流比值：是指肺泡通气量与每分肺血流量的比值，正常成人安静时，比值为 0.84。

84. 肺牵张反射：由肺的扩张或回缩引起的反射性呼吸运动变化。

85. Hb 氧饱和度：是指 Hb 氧含量占 Hb 氧容量的百分比。

86. 氧解离曲线：表示血液 PO_2 与 Hb 氧饱和度之间关系的曲线。

87. 呼吸中枢：是指中枢神经系统内产生和调节呼吸运动的神经细胞群。

88. 外呼吸　气体在血液中的运输　内呼吸

89. 肺通气　肺换气

90. 肺内压与大气压之差　呼吸运动

91. 平静呼吸　12～18 次/分

92. 潮气量　500ml

93. Ⅱ型　降低肺泡表面张力

94. 潮气量　补吸气量　补呼气量

95. 低于　等于　高于　等于

96. 低于　低于

97. 弹性　非弹性　弹性

98. 气道口径　气流速度　气流形式　气道口径

99. 高于　肺泡　静脉血　低于　静脉血　肺泡

100. 动脉血　组织　组织　动脉血

101. 物理溶解　化学结合　化学结合

102. 碳酸氢盐　氨基甲酸血红蛋白（HbNHCOOH）

103. H^+　PO_2　PCO_2　H^+浓度

104. 顺应性　反变

105. 增大　过剩　不足

106. 舒张　收缩

107. 呼吸的全过程由三个相互衔接的环节组成：①外呼吸（包括肺通气和肺换气）；②气体在血液中的运输；③内呼吸或组织换气。

108. 无论是深慢呼吸还是浅快呼吸，其每分通气量是基本相同的，但肺泡通气量却有很大的不同。例如，潮气量为 500ml，无效腔气量为 150ml，呼吸频率为 12 次/分。根据公式：肺泡通气量＝（潮气量－无效腔气量）×呼吸频率。当深慢呼吸时（潮气量加倍、呼吸频率减半），肺泡通气量是 5100ml；当浅快呼吸时（潮气量减半、呼吸频率加倍），肺泡通气量是 2400ml。可见，深慢呼吸比浅快呼吸的肺泡通气量明显增多，因而深慢呼吸比浅快呼吸效率高。

109. ①呼吸膜的厚度；②呼吸膜的面积；③通气/血流比值，正常成人安静时为 0.84。

110. 因为 CO_2 对呼吸中枢有兴奋作用，血中一定浓度的 CO_2 是维持正常呼吸运动的重要条件。CO_2 在一定范围内升高，主要刺激中枢化学感受器，可使呼吸运动加快加强，肺通气量增加。故临床上给患者吸 O_2 时，常常混入一定量的 CO_2 作为刺激物，来维持正常呼吸。

111. ①维持肺的扩张状态，并使肺能随胸廓的运动而扩张和回缩。②降低心房、腔静脉和胸导管内的压力，促进静脉血和淋巴的回流。③在呼吸运动与肺通气之间起耦联作用。

112. 由呼吸肌的收缩和舒张引起胸廓节律性扩大和缩小称为呼吸运动，分为平静呼吸和用力呼吸；胸式呼吸和腹式呼吸。

113. O_2 的运输方式有：物理溶解和化学结合（HbO_2）。CO_2 的运输方式有：物理溶解和化学结合（碳酸氢盐、氨基甲酸血红蛋白）。

114. CO_2 浓度在一定范围内升高，可使呼吸运动加快加强，肺通气量增加。因为 CO_2 对呼吸中枢有兴奋作用，是通过刺激中枢化学感受器和外周化学感受器两条途径实现的，但以刺激中枢化学感受器为主。

H^+ 浓度升高可使呼吸运动加快加强，肺通气量增加。H^+ 浓度对呼吸运动的调节主要是刺激外周化学感受器实现的，对中枢化学感受器作用较小，因为血液中的 H^+ 不易通过血-脑屏障。

低 O_2 对呼吸运动的调节是通过刺激外周化学感受器来实现的，低 O_2 对呼吸中枢的直接作用是抑制。轻度低 O_2 时，刺激外周化学感受器而兴奋呼吸中枢的作用占优势，表现为呼吸运动加深加快，肺通气量增加；严重低 O_2 时，对呼吸中枢的抑制作用占优势，导致呼吸运动减慢减弱，甚至呼吸停止。

115. 肺表面活性物质的作用是降低肺泡表面张力，故可：①降低吸气阻力，有利于肺的扩张。②有助于维持肺泡的稳定性。③减少肺泡内液体聚集，防止发生肺水肿。

四、题 例 解 析

【A_1 型题】

1. 正常成人平静呼吸时的胸膜腔内压
   A. 不随呼吸运动变化
   B. 吸气时低于大气压，呼气时高于大气压
   C. 吸气时和呼气时都低于大气压
   D. 吸气时等于大气压
   E. 呼气时等于大气压

参考答案解析：（C）

胸膜腔内压是指胸膜腔内的压力，与肺内压一样可随呼吸运动发生周期性的变化，无

论吸气还是呼气均低于大气压；而肺内压则不然，吸气初低于大气压，呼气初高于大气压，吸气末、呼气末等于大气压，这是胸膜腔内压与肺内压的区别，二者容易混淆，故答案 C 正确。

2. 在肺水肿、肺充血等病理情况下，呼吸变浅变快的主要原因是激发了

    A. 加压反射   B. 肺牵张反射

    C. 中枢化学感受器活动   D. 外周化学感受器活动

    E. 延髓呼吸中枢的兴奋

参考答案解析：（B）

由肺的扩张或回缩引起的反射性呼吸运动变化称为肺牵张反射，其生理意义是使吸气不致过深过长，促进吸气转为呼气。在人类，只有在深吸气或在某些病理情况下（如肺不张、肺水肿等），引起肺牵张反射，使呼吸运动变浅变快，与其他的反射活动无关，故答案 B 正确。

3. 血液中 H^+ 增加对呼吸的刺激作用主要是通过

    A. 直接刺激呼吸中枢呼吸神经元   B. 刺激中枢化学感受器

    C. 刺激心肺感觉器   D. 刺激外周化学感受器

    E. 刺激压力感受器

参考答案解析：（D）

中枢化学感受器可感受脑脊液和局部细胞外液中 H^+ 浓度的变化。血液中的 H^+ 不易通过血-脑屏障，故血液中 H^+ 浓度增高对中枢化学感受器的直接作用较小，主要是通过刺激外周化学感受器，使呼吸运动加深加快，肺通气量增多，与其他感受器活动无关，故答案 D 正确。

【X 型题】

4. 胸膜腔负压的生理意义是

    A. 维持肺的扩张状态

    B. 降低心房、腔静脉和胸导管的压力

    C. 降低肺泡表面张力

    D. 促进静脉血和淋巴回流

    E. 使肺随胸廓的运动而扩张和回缩

参考答案解析：（ABDE）

胸膜腔负压的生理意义是维持肺的扩张状态，并随胸廓的运动而扩张和回缩，降低心房、腔静脉和胸导管内的压力，促进静脉血和淋巴的回流，故答案 ABDE 正确。

5. 下列指标中含有潮气量的是

    A. 补呼气量   B. 深吸气量   C. 肺活量

    D. 肺总量   E. 功能余气量

参考答案解析：（BCD）

平静呼吸时，每次吸入或呼出的气体量称为潮气量；补吸气量、补呼气量与潮气量无关；补吸气量与潮气量之和称为深吸气量；潮气量、补吸气量和补呼气量之和称为肺活量；肺所能容纳的最大气体量称为肺总量，即等于肺活量与余气量之和，故答案 BCD 正确。

6. CO_2 对呼吸运动调节的作用特点是

A. 在一定范围内增加吸入气中的 CO_2 浓度，使肺通气量增大

B. CO_2 浓度太高对呼吸中枢产生麻痹作用

C. CO_2 兴奋呼吸主要是通过刺激中枢化学感受器起作用

D. CO_2 过度呼出时会产生呼吸暂停

E. CO_2 是调节呼吸最重要的体液因素

参考答案解析：（ABCDE）

CO_2 是调节呼吸运动最重要的体液因素，CO_2 对呼吸运动的兴奋作用，是通过两条途径实现的：一是刺激中枢化学感受器；二是刺激外周化学感受器，但以刺激中枢化学感受器为主。当吸入气中 CO_2 在一定范围内（2％～4％之间）升高时，血中 PCO_2 也相应升高，可兴奋呼吸中枢，使呼吸运动加深加快，肺通气量增加；动脉血液 PCO_2 明显降低时或人在过度通气的情况下，CO_2 排出过多，动脉血中 PCO_2 降低，使呼吸中枢兴奋性降低，可发生呼吸暂停；当吸入气中 CO_2 浓度明显增多（15％～20％）时，会产生呼吸中枢麻痹，故答案 ABCDE 正确。

（王 静）

► 第六章

消化和吸收 ◄

一、学 习 纲 要

【掌握】 消化和吸收的概念；胃液、胰液、胆汁和小肠液的成分及其作用；小肠在吸收中的重要地位。

【熟悉】 胃排空的概念；营养物质的吸收方式和途径；交感神经和副交感神经对消化活动的作用；促胃液素、促胰液素、缩胆囊素和抑胃肽的主要作用。

【了解】 胃和小肠的运动形式及其作用。

二、知 识 旁 引

6-1 社会、心理因素对消化功能的影响

社会、心理因素对消化功能有明显的影响。一些不良因素引起的刺激，均能影响胃肠道的运动功能和消化腺的分泌。例如，人在发怒时，唾液分泌黏稠、量少而出现口干，胃肠黏膜会充血变红，微循环障碍，胃黏液分泌减少，胃黏膜保护作用降低，诱发或加重胃肠溃疡，有时可发生胃肠痉挛，引起腹痛。人在过度悲伤、失望和恐惧时，消化液分泌抑制，可出现厌食、恶心，甚至呕吐。另外，沮丧、忧虑的心情会导致十二指肠结肠反射受抑制，减少集团蠕动，会引起便秘的发生。相反，人心情舒畅，情绪稳定，精神乐观，消化器官功能旺盛，从而促进食欲，身心健康。近代身心医学的研究证明，社会、心理因素是通过中枢神经、内分泌系统、免疫系统的作用影响消化功能的。

6-2 铁是如何吸收的

人每日吸收的铁约 1mg，仅为每日膳食中的 1/10 左右。铁的吸收量与人对铁的需要有关。急性失血患者、孕妇、儿童对铁的需要量增加，铁的吸收量也增加。食物中的铁大部分是三价铁，不易被吸收，必须还原成亚铁才能被吸收。维生素 C 能使高价铁还原成亚铁，从而促进铁的吸收。铁在酸性环境中易于溶解，故胃酸有促进铁吸收的作用。胃大部切除或胃酸分泌减少的患者，由于影响铁的吸收可导致缺铁性贫血。食物中的草酸、磷酸等可与铁形成不溶性的化合物而阻止铁的吸收。铁的吸收部位主要在十二指肠和空肠上段。

6-3 胰腺为什么不会自身消化

在正常情况下，胰液中的蛋白水解酶为什么不会消化胰腺自身？这主要是因为胰腺腺泡细胞分泌的蛋白水解酶是无活性的酶原形式，正常情况下这些酶原只有进入小肠肠腔后才被激活。在肠腔中，胰蛋白酶原被肠激酶激活为胰蛋白酶，后者又能激活其他酶原转化

为有活性的酶，它们分解肠腔内的蛋白质食物。此外，胰腺腺泡细胞还能分泌少量胰蛋白酶抑制物，它能与胰蛋白酶和糜蛋白酶结合形成无活性的化合物，从而防止胰腺的自身被消化。但胰蛋白酶抑制物在胰液中的含量较少，作用有限，当胰腺导管梗阻、痉挛或饮食不当引起胰液分泌急剧增加时，可因胰管内压力增高导致胰小管和胰腺腺泡破裂，胰蛋白酶原渗入胰腺间质而被组织液激活，出现胰腺组织的自身消化，从而发生急性胰腺炎。

6-4 促胰液素的发现

20世纪初，两位英国生理学家贝利斯（William M. Bayliss）和斯塔林（Ernest H. Starling）在研究小肠的局部运动反射时，偶然看到法国科学家一篇分析盐酸在狗小肠内引起胰液分泌的论文，引起很大兴趣。根据当时的观点，这被认为是一个反射。但阻断外来神经后，这个反射仍存在。那位法国学者还把实验狗的一段游离小肠袢的神经切除，只保留动静脉与身体相连，仍未能排除这个反应。因而他认为这是一个顽固的局部反应，是由于难以将神经切除干净所致。

贝利斯和斯塔林出于好奇和怀疑心理立即重复这个实验，并证实了法国人的结果。但他们确信切除局部神经是完全的，于是他们大胆地摆脱"神经反射"这个传统概念的束缚，设想这可能是一个"化学反射"，在盐酸的作用下，小肠黏膜产生一种物质，此物质经血液循环送到胰腺，引起胰液分泌。他们又通过进一步实验证实了这个设想，因此，他们发现了人类历史上第一个激素，被命名为促胰液素，开拓了"激素调节"和内分泌学这个崭新的领域。

三、能 力 训 练

（一）选择题

【A₁ 型题】

1. 人唾液中含有的酶是
   - A. 脂肪酶和蛋白酶
   - B. 脂肪酶和溶菌酶
   - C. 淀粉酶和溶菌酶
   - D. 淀粉酶和脂肪酶
   - E. 蛋白酶和溶菌酶

2. 下列哪一项**不是**唾液的生理作用
   - A. 湿润和溶解食物
   - B. 清洁和保护口腔
   - C. 杀菌
   - D. 部分消化蛋白质
   - E. 部分消化淀粉

3. 关于吞咽的叙述，正确的是
   - A. 各阶段均是随意运动
   - B. 重力作用是食团下行的主要力量
   - C. 食管与胃之间存在解剖学上的括约肌
   - D. 反射的基本中枢在延髓内
   - E. 支配食管的是舌咽神经

4. 胃液的 pH 值为
   - A. 0.9～1.5
   - B. 2.5～3.5
   - C. 4.0～5.0
   - D. 6.7～7.0
   - E. 7.4～8.0

5. 在胃液中可激活胃蛋白酶原、促进铁和钙吸收的成分是
   - A. 黏液
   - B. 盐酸
   - C. 内因子

D. 碳酸   E. 维生素 B_{12}

6. 胃蛋白酶作用的最适 pH 值是

  A. 0.2～0.3   B. 2.0～3.0   C. 4.0～5.5

  D. 5.6～6.5   E. 6.5～7.2

7. 参与构成胃黏膜屏障的主要离子是

  A. Na^+ B. Ca^{2+} C. H^+

  D. HCO_3^- E. Cl^-

8. 胃黏膜处于高酸和胃蛋白酶的环境中，却并不被消化是由于

  A. 黏液屏障   B. 碳酸盐屏障

  C. 黏液-碳酸氢盐屏障和胃黏膜屏障   D. 黏液细胞保护

  E. 黏液凝胶层保护

9. 下列哪项**不属于**胃液的作用

  A. 杀菌   B. 激活胃蛋白酶原

  C. 使蛋白质变性   D. 对淀粉进行初步消化

  E. 促进维生素 B_{12} 的吸收

10. 内因子的产生部位是

  A. 胃   B. 十二指肠   C. 空肠

  D. 回肠   E. 结肠

11. 内因子促进下列何种物质吸收

  A. 铁   B. 钙   C. 维生素 K

  D. 维生素 B_{12} E. 胆盐

12. 引起胃酸分泌的内源性物质是

  A. 肾上腺素   B. 去甲肾上腺素   C. 乙酰胆碱

  D. 促胰液素   E. 前列腺素

13. 下列因素中可引起促胃液素释放的是

  A. HCl 灌注胃内   B. 肉汤灌注胃内   C. 交感神经兴奋

  D. 注射阿托品   E. 注射生长抑素

14. 对于胃酸分泌的调节，正确的是

  A. 头期完全为条件反射

  B. 胃期由体液和神经因素共同参与

  C. 迷走神经兴奋不能间接引起的胃液分泌

  D. 肠期约占进食分泌量的 30%

  E. 三个时期的分泌是顺序发生，互不重叠

15. 下列对胃液分泌有抑制作用的是

  A. 胃内 pH1.5 以下   B. 十二指肠内 pH2.5 以上

  C. 蛋白质分解产物进入小肠   D. 脂肪类物质进入胃

  E. 低渗食糜进入小肠

16. 胃特有的运动形式是

  A. 蠕动   B. 逆蠕动   C. 容受性舒张

  D. 紧张性收缩   E. 分节运动

17. 关于胃容受性舒张**错误**的是
    A. 感受器在口、咽和食管等处
    B. 胃内无食物时，胃腔容积为 0.5L
    C. 胃容纳大量食物后胃内压明显增加
    D. 进食后胃腔容积可增大到 1.0～2.0L
    E. 胃容受性舒张的生理意义是使胃能更好地容纳和贮存食物

18. 胃蠕动的起点位于
    A. 胃的中部　　　　　B. 胃的上部　　　　　C. 胃底部
    D. 贲门部　　　　　　E. 幽门部

19. 关于胃蠕动的正确描述是
    A. 出现于食物入胃后 1min　　　　B. 约 5 次/分
    C. 每个蠕动约需 3min 到达幽门　　D. 每次可将 10～30ml 食糜排入小肠
    E. 迷走神经兴奋后可使蠕动增强

20. 有关胃黏膜自身防御**错误**的是
    A. 可有效地阻挡 Na^+ 向胃黏膜扩散
    B. 胃黏膜血流丰富
    C. 乙醇、阿司匹林等可破坏屏障作用
    D. 胃黏膜局部存在前列腺素类物质，具有细胞保护作用
    E. 胃上皮细胞的顶端膜及细胞之间存在着紧密连接

21. 对胃液中盐酸作用的描述，**错误**的是
    A. 激活胃蛋白酶原
    B. 提供胃蛋白酶所需的最适宜的 pH 环境
    C. 使蛋白质变性，易于水解
    D. 杀死进入胃内的细菌
    E. 进入小肠后抑制胰液的分泌

22. 混合食物由胃完全排空通常需要
    A. 1～1.5h　　　　　B. 2～3h　　　　　C. 4～6h
    D. 7～8h　　　　　　E. 12～24h

23. 胃排空的动力是
    A. 胃的运动　　　　　　　　B. 胃内容物的体积
    C. 十二指肠的酸性食糜刺激　　D. 幽门括约肌的活动
    E. 食物的理化性状和化学成分

24. 关于胃排空，正确的是
    A. 食物进入胃后 5min 开始　　　B. 大块食物排空快于小颗粒
    C. 糖类最快，蛋白质最慢　　　　D. 高渗溶液快于等渗溶液
    E. 混合食物完全排空需要 7～8h

25. 下列可促使胃排空的因素是
    A. 促胃液素　　　　　B. 促胰液素　　　　　C. 肾上腺素
    D. 抑胃素　　　　　　E. 肠-胃反射

26. 下列可抑制胃排空的因素是

A. 小肠内 pH 降到 3.5 以下　　　　B. 食物对胃的扩张刺激

C. 迷走神经兴奋　　　　　　　　　D. 促胃液素分泌增加

E. 小肠运动增强

27. 关于呕吐的叙述，正确的是

    A. 颅内压增高时可直接刺激呕吐中枢，引起喷射性呕吐

    B. 所有感受器都位于消化道内

    C. 中枢位于下丘脑

    D. 呕吐是将胃内容物经口腔驱出的一种反射动作

    E. 对机体有害无利

28. 引起胰液分泌**错误**的是

    A. 迷走神经兴奋促进胰液分泌

    B. 促胃液素的释放，间接引起胰腺的腺泡细胞分泌

    C. 促胰液素促进胰液分泌

    D. 抑胃肽促进胰液分泌

    E. 缩胆囊素促进胰液分泌

29. 消化液中最重要的是

    A. 唾液　　　　　　　　B. 胃液　　　　　　　　C. 胆汁

    D. 胰液　　　　　　　　E. 小肠液

30. 激活胰液中胰蛋白酶原的是

    A. 盐酸　　　　　　　　B. 胆汁　　　　　　　　C. 内因子

    D. 肠激酶和胰蛋白酶　　E. 胰蛋白酶和糜蛋白酶

31. 糜蛋白酶原的激活有赖于

    A. 盐酸　　　　　　　　B. 肠激酶　　　　　　　C. 胰蛋白酶

    D. 碳酸氢盐　　　　　　E. 组织液

32. 关于正常人胰液的叙述，正确的是

    A. 每日分泌量约 5000ml　　　　　B. pH 为 6.8～7.2

    C. 空腹时胰液几乎不分泌　　　　　D. 碳酸氢盐主要由腺泡细胞分泌

    E. 胰酶主要由小导管细胞分泌

33. 引起促胰液素释放的主要物质是

    A. 脂肪　　　　　　　　B. 盐酸　　　　　　　　C. 脂酸钠

    D. 淀粉　　　　　　　　E. 葡萄糖

34. 酸性食糜进入小肠后引起胰液大量分泌的主要机制是

    A. 小肠黏膜分泌促胃液素　　　　　B. 小肠黏膜分泌促胰液素

    C. 小肠黏膜释放抑胃肽　　　　　　D. 兴奋交感神经

    E. 抑制迷走神经

35. 迷走神经对胰腺分泌的作用是

    A. 抑制其分泌

    B. 无明显促进作用

    C. 使胰液量和 HCO_3^- 分泌增加

    D. 使酶大量分泌而水和 HCO_3^- 少量分泌

E. 使水、HCO_3^- 和酶分泌量均增加

36. 肠-胃反射可

    A. 促进胃的排空，抑制胃酸分泌   B. 促进胃的排空，促进胃酸分泌

    C. 抑制胃的排空，抑制胃酸分泌   D. 抑制胃的排空，促进胃酸分泌

    E. 对胃排空和胃酸分泌无影响

37. 引起促胰液素释放的主要因素为

    A. 盐酸、蛋白质分解产物   B. 脂肪酸、蛋白质分解产物

    C. 脂肪酸、盐酸   D. 淀粉、蛋白质分解产物

    E. 淀粉、盐酸

38. 胆汁中与脂肪消化关系密切的成分是

    A. 胆固醇   B. 卵磷脂   C. 胆色素

    D. 胆盐   E. 脂肪酸

39. 胆盐促进下列哪种物质的消化

    A. 糖类   B. 脂肪   C. 蛋白质

    D. 多肽   E. 胆固醇

40. **不含**有消化酶的消化液是

    A. 唾液   B. 胃液   C. 胆汁

    D. 胰液   E. 小肠液

41. 胆盐的吸收主要部位在

    A. 胃   B. 十二指肠   C. 空肠

    D. 回肠   E. 总胆管

42. 引起缩胆囊素释放作用最强的物质是

    A. 盐酸   B. 脂酸钠   C. 蛋白质分解产物

    D. 葡萄糖   E. 高渗溶液

43. 对缩胆囊素的生理作用描述，正确的是

    A. 促进胰液中水，HCO_3^- 的分泌

    B. 抑制胃液分泌

    C. 抑制小肠的运动

    D. 促进胆囊收缩和胰液中消化酶的分泌

    E. 抑制胰腺外分泌组织增长

44. 胆盐可与脂肪分解产物形成水溶性复合物，聚合形成

    A. 乳糜微粒   B. 载脂小体   C. 微胶粒

    D. 载脂蛋白   E. 混合乳糜微粒

45. 下列有关胆汁的描述，正确的是

    A. 非消化期无胆汁分泌

    B. 消化期只有胆囊胆汁进入小肠

    C. 胆汁中没有消化酶

    D. 胆汁中与消化有关的成分是胆固醇

    E. 胆汁与维生素的吸收无关

46. 关于胆盐的肠-肝循环，正确的是

    A. 胆盐在空肠末端被吸收

    B. 由肝静脉返回肝脏

    C. 每次重吸收约 70%

    D. 胆盐的肠-肝循环收缩胆囊作用明显

    E. 返回的胆盐对胆汁分泌有促进作用

47. 下列哪一种酶是由小肠腺分泌的

    A. 肠淀粉酶   B. 胰脂肪酶   C. 肠激酶

    D. 胆固醇脂酶   E. 核糖核酸酶

48. 小肠特有的以环形肌收缩为主的节律性运动形式是

    A. 蠕动   B. 逆蠕动   C. 紧张性收缩

    D. 分节运动   E. 容受性舒张

49. 关于分节运动的叙述，正确的是

    A. 是纵行肌为主的运动   B. 空腹时出现

    C. 使食糜与消化液充分混合   D. 不利于营养成分的吸收

    E. 不利于肠壁内血液和淋巴循环

50. 小肠蠕动的特点是

    A. 速度较快

    B. 在空肠和回肠末段可见逆蠕动

    C. 小肠的每个蠕动波只能将食糜推进数厘米后即消失

    D. 空腹时无蠕动

    E. 食糜进入十二指肠或由于泻药的作用引起逆蠕动

51. 关于小肠运动调节的叙述，正确的是

    A. 交感神经兴奋加强肠运动   B. 副交感神经兴奋抑制肠运动

    C. 内在神经丛起主要作用   D. 缩胆囊素使小肠运动减弱

    E. 促胰液素促进小肠运动

52. 对大肠内消化描述，**错误**的是

    A. 大肠液的 pH 为 8.3~8.4   B. 大肠能吸收水

    C. 大肠运动强而快   D. 对刺激反应较迟缓

    E. 贮存粪便

53. 大肠内细菌合成

    A. 维生素 A   B. 维生素 C   C. 维生素 D

    D. 维生素 E   E. 维生素 K

54. 排便反射的初级中枢位于

    A. 脊髓腰骶段   B. 脊髓胸腰段   C. 延髓

    D. 脑桥   E. 中脑

55. 排便反射时**错误**的是

    A. 降结肠收缩   B. 乙状结肠收缩   C. 直肠舒张

    D. 肛门内括约肌舒张   E. 肛门外括约肌舒张

56. 集团蠕动的主要作用是

    A. 对结肠内容物起混合作用   B. 促进结肠内水分的吸收

C. 促进结肠内容物向肛端方向推进　　D. 促进结肠内容物逆向推进

E. 适合贮存粪便

57. 营养物质吸收最主要的部位是

A. 食管　　　　　　　　B. 口腔　　　　　　　　C. 胃

D. 小肠　　　　　　　　E. 大肠

58. 下列何处是胃肠吸收的储备部位

A. 胃　　　　　　　　B. 十二指肠　　　　　　C. 空肠

D. 回肠　　　　　　　E. 结肠

59. 正常成年人小肠吸收的面积是

A. $50\sim100m^2$　　　　B. $100\sim200m^2$　　　C. $200\sim250m^2$

D. $300\sim400m^2$　　　E. $400\sim600m^2$

60. 小肠是吸收的主要部位，主要与其结构的哪项特点有关

A. 长度长　　　　　　B. 壁厚　　　　　　　　C. 面积大

D. 通透性大　　　　　E. 有缝隙连接

61. 葡萄糖在小肠内吸收的方式是

A. 单纯扩散　　　　　　　　　　B. 由载体参与的易化扩散

C. 由通道参与的易化扩散　　　　D. 继发性主动转运

E. 入胞

62. 葡萄糖与下面哪种离子共用小肠黏膜上皮细胞的同一载体蛋白

A. Na^+　　　　　　　B. K^+　　　　　　　C. Cl^-

D. Ca^{2+}　　　　　　E. Fe^{2+}

63. 脂肪消化产物与下列哪种物质混合形成混合微胶粒

A. 维生素 A　　　　　B. 辅脂酶　　　　　　C. 胆固醇

D. 胆盐　　　　　　　E. 载脂蛋白

64. 在小肠黏膜细胞内，甘油三酯与载脂蛋白形成

A. 微胶粒　　　　　　B. 混合微胶粒　　　　C. 卵磷脂

D. 乳脂　　　　　　　E. 乳糜微粒

65. 吸收后以淋巴管为主要转运途径的物质是

A. 单糖　　　　　　　B. 氨基酸　　　　　　C. 乳糜微粒

D. 短链脂肪酸　　　　E. 无机盐

66. 下列哪种物质对胆固醇的吸收起抑制作用

A. 脂肪　　　　　　　B. 脂肪酸　　　　　　C. 果糖

D. 植物固醇　　　　　E. 胆盐

67. 维生素 B_{12} 的主要吸收部位是

A. 胃　　　　　　　　B. 十二指肠　　　　　C. 空肠

D. 回肠　　　　　　　E. 结肠

68. 关于促胃液素，哪一项**不正确**

A. 促进胆汁分泌　　　　　　　　B. 促进胰液分泌

C. 促进胃运动　　　　　　　　　D. 分泌部位在胃底和十二指肠

E. 促进胃液分泌

69. 促胰液素的作用是

    A. 促进胰腺分泌大量的水分和 HCO_3^-，抑制胃的运动和分泌

    B. 促进胰腺分泌大量的水分和 HCO_3^-，促进胃的运动和分泌

    C. 促进胰腺分泌少量的水分和 HCO_3^-，抑制胃的运动和分泌

    D. 促进胰腺分泌少量的水分和 HCO_3^-，促进胃的运动和分泌

    E. 促进胰腺分泌大量的水分，而 HCO_3^- 含量很少

【A_2 型题】

70. 男性，42岁，胃大部分切除术后，出现严重贫血，表现为外周巨幼红细胞增多，其主要原因是下列哪种物质减少

    A. 盐酸　　　　　　　　B. 黏液　　　　　　　　C. 胃蛋白酶原

    D. HCO_3^-　　　　　　　E. 内因子

71. 女性，32岁，体形较胖，有胆囊炎病史，患者夜间右上腹持续性疼痛、阵发性加剧，向右肩背放射；胆囊区腹肌紧张、明显压痛、反跳痛。患者进晚餐时吃了如下食物，考虑是何种食物引起腹痛

    A. 水果　　　　　　　　B. 蔬菜　　　　　　　　C. 米饭

    D. 馒头　　　　　　　　E. 油煎鸡蛋

【B_1 型题】

(72~73题共用备选答案)

    A. 消化　　　　　　　　B. 吸收　　　　　　　　C. 机械性消化

    D. 化学性消化　　　　　E. 蠕动

72. 将食物研磨，并向消化道远端推送的过程是

73. 食物被消化酶分解为小分子物质的过程是

(74~75题共用备选答案)

    A. 蠕动　　　　　　　　B. 蠕动冲　　　　　　　C. 集团蠕动

    D. 分节运动　　　　　　E. 容受性舒张

74. 消化道共有的运动形式是

75. 小肠中以环形肌为主的节律性舒缩活动是

(76~77题共用备选答案)

    A. 抑制胃液的分泌和胃的运动　　　　B. 促进胰液中 HCO_3^- 分泌

    C. 促进胰液中胰酶分泌　　　　　　　D. 促进胆汁排出

    E. 促进胃蛋白酶分泌

76. 抑胃肽的主要作用是

77. 缩胆囊素的作用是

【X型题】

78. 胃肠激素包括

    A. 促胃液素　　　　　　B. 促胰液素　　　　　　C. 组胺

    D. 缩胆囊素　　　　　　E. 抑胃肽

79. 下列因素中，哪些**不能**促进胃运动

    A. 促胃液素　　　　　　B. 交感神经兴奋　　　　C. 促胰液素

　　　D. 抑胃肽　　　　　　　　　E. 小肠中酸性食糜

80. 影响胃运动的激素有
　　　A. 促胃液素　　　　　　　B. 生长激素　　　　　　　C. 促胰液素
　　　D. 抑胃肽　　　　　　　　E. 胰岛素

81. 胃液分泌的胃期是通过以下哪些途径引起胃液分泌的
　　　A. 交感神经　　　　　　　B. 迷走神经　　　　　　　C. 促胃液素
　　　D. 壁内神经丛　　　　　　E. 躯体运动神经

82. 下列能诱发肠-胃反射的因素有
　　　A. 十二指肠内渗透压增高　　　　　B. 十二指肠内容物增加
　　　C. 十二指肠内酸性食糜增加　　　　D. 十二指肠内脂肪类物质增加
　　　E. 十二指肠内胰液增多

（二）名词解释

83. 消化　84. 吸收　85. 蠕动　86. 胃排空　87. 肠鸣音　88. 胆盐的肠-肝循环
89. 胃肠激素　90. 脑肠肽

（三）填空题

91. 消化的方式有_____和_____两种。

92. 胃液的成分主要有_____、_____和_____、_____。

93. 胰液中消化蛋白质的酶有_____和_____，水解淀粉的酶有_____。

94. 消化道平滑肌共有的一种运动形式是_____；小肠特有的运动形式
是_____。

95. 吸收的主要部位是_____；脂肪的吸收途径以_____为主。

96. 除口腔、咽、食管上段及肛门外括约肌外，其余大部分消化器官受自主神经系统
的_____神经和_____神经双重支配。

97. 唾液中，具有杀菌功能的成分是_____，消化酶有_____。

98. 交感神经兴奋对消化功能起_____作用，副交感神经兴奋对消化功能起
_____作用。

99. 支配胃肠道的交感神经兴奋可引起胃肠运动_____，消化腺分泌_____，括
约肌_____。

100. 支配胃肠道的副交感神经兴奋可引起胃肠运动_____，消化腺分泌_____，
括约肌_____。

101. 主要的胃肠激素有_____、_____、_____、_____四种。

（四）简答题

102. 胃酸的生理作用有哪些?

103. 为什么小肠是营养物质的主要吸收部位?

104. 简述糖、蛋白质和脂肪的吸收途径和形式。

105. 简述胆汁的主要作用。

（五）参考答案

1. C	2. D	3. D	4. A	5. B	6. B
7. D	8. C	9. D	10. A	11. D	12. C
13. B	14. B	15. A	16. C	17. C	18. A

19. E	20. A	21. E	22. C	23. A	24. A
25. A	26. A	27. A	28. D	29. D	30. D
31. C	32. C	33. B	34. B	35. D	36. C
37. A	38. D	39. B	40. C	41. D	42. C
43. D	44. C	45. C	46. E	47. A	48. D
49. C	50. C	51. C	52. C	53. E	54. A
55. C	56. C	57. D	58. D	59. C	60. C
61. D	62. A	63. D	64. E	65. C	66. D
67. D	68. D	69. A	70. E	71. E	72. C
73. D	74. A	75. D	76. A	77. D	78. ABDE

79. BCDE　　80. ACD　　81. BCD　　82. ABCD

83. 消化：食物在消化道内被加工、分解的过程。

84. 吸收：食物经过消化后形成的小分子物质，以及维生素、无机盐和水透过消化道黏膜，进入血液或淋巴的过程。

85. 蠕动：是消化道平滑肌共有的一种运动形式，它是消化道平滑肌按顺序舒张和收缩并向前推进的波形运动。

86. 胃排空：指胃的内容物被排入十二指肠的过程。

87. 肠鸣音：肠蠕动时，肠内容物（包括水和气体）被推动而产生声音，称为肠鸣音。

88. 胆盐的肠-肝循环：随胆汁进入小肠的胆盐，绝大部分（90％以上）被回肠黏膜吸收入血，通过肝门静脉回到肝，既刺激肝细胞分泌胆汁又再次参与组成胆汁分泌进入小肠，此过程称胆盐的肠-肝循环。

89. 胃肠激素：由消化道内分泌细胞合成和释放的激素。

90. 脑肠肽：一些在胃肠道内发现的肽类激素也存在于中枢神经系统中，表现为双重分布，因此统称为脑肠肽。

91. 机械性消化　化学性消化

92. 盐酸　胃蛋白酶原　黏液　内因子

93. 胰蛋白酶　糜蛋白酶　胰淀粉酶

94. 蠕动　分节运动

95. 小肠　淋巴

96. 交感　副交感

97. 溶菌酶　唾液淀粉酶

98. 抑制　促进

99. 减弱　减少　收缩

100. 增强　增加　舒张

101. 促胃液素　促胰液素　缩胆囊素　抑胃肽

102. 胃酸的主要作用有：①激活无活性的胃蛋白酶原，使之转变成有活性的胃蛋白酶，并为胃蛋白酶提供适宜的酸性环境。②使食物中的蛋白质变性，易于消化。③可杀死随食物进入胃内的细菌。④胃酸进入小肠内与 Ca^{2+} 和 Fe^{2+} 结合，促进其吸收。⑤胃酸进入小肠内，可促进胰液和胆汁的分泌。

103. 这是因为：①小肠的吸收面积大。人的小肠长 4～5m，其黏膜形成许多环形皱褶和大量绒毛突入肠腔，绒毛表面的柱状上皮细胞顶端的细胞膜又形成许多突起，称微绒毛。环状皱褶、绒毛和微绒毛的存在使小肠黏膜的吸收面积增加 600 倍，可达 200～250m²。②小肠绒毛内有丰富的毛细血管和毛细淋巴管。由于绒毛的伸缩和摆动，可促进血液和淋巴的回流，为食物吸收提供了良好途径。③在小肠内，糖类、蛋白质、脂类已消化为可被吸收的小分子物质。④食物在小肠内停留时间较长，一般为 3～8h，有充分的吸收时间。

104. ①糖的吸收途径：血液；形式：单糖（主要是葡萄糖）。②蛋白质的吸收途径：血液；形式：氨基酸。③脂肪的吸收途径：短链脂肪酸和含短链脂肪酸的甘油一酯直接经毛细血管进入血液；而长链脂肪酸及甘油一酯在肠黏膜细胞内合成甘油三酯，并与载脂蛋白结合形成乳糜微粒，进入毛细淋巴管（主要）。

105. 胆汁的主要作用为：①乳化脂肪促进脂肪消化。胆汁中的胆盐、胆固醇和卵磷脂可作为乳化剂，降低脂肪的表面张力，使脂肪乳化成极小的微粒，分散在肠腔内，从而增加脂肪与胰脂肪酶的接触面积，利于脂肪的消化。②运载脂肪促进脂肪的吸收。胆盐可与脂肪分解产物形成水溶性复合物，聚合形成微胶粒，使脂肪分解产物渗入其中，有利于脂肪的吸收。③胆汁在促进脂肪分解产物吸收的同时也促进了脂溶性维生素（A、D、E、K）的吸收。此外，胆汁进入小肠后可中和一部分胃酸；胆盐在小肠内吸收后还可促进胆汁的分泌。

四、题 例 解 析

【A_1 型题】

1. 胃大部切除术后，患者出现贫血，最可能的原因是

　　A. 糖类吸收减少　　　　B. 脂类吸收减少　　　　C. 蛋白质吸收减少

　　D. 维生素 B_{12} 吸收减少　　E. 铁和钙吸收减少

参考答案解析：（D）

胃大部切除术后，壁细胞数量明显减少，从而导致内因子数量减少，因维生素 B_{12} 需与内因子形成复合物在回肠吸收，所以维生素 B_{12} 吸收减少导致贫血，故答案 D 正确。

2. 对急性胰腺炎患者注射阿托品的主要目的是

　　A. 抑制胰液分泌　　　　　　　B. 增加胰蛋白酶抑制物分泌

　　C. 减少肠激酶分泌　　　　　　D. 减少胰腺血流量

　　E. 引起 Oddi 括约肌舒张

参考答案解析：（A）

副交感神经兴奋对消化活动起兴奋作用，表现为胃肠道运动增强，消化腺分泌增加，括约肌舒张。阿托品是 M 受体阻断剂，其作用在于对抗副交感神经兴奋，所以可以抑制胰液分泌，急性胰腺炎患者可使用阿托品，故答案 A 正确。

（王　勃）

► 第七章

能量代谢与体温 ◄

一、学习纲要

【掌握】 能量代谢的概念；基础代谢率的概念、正常值及测定意义；体温的概念、正常值及生理变动。

【熟悉】 影响能量代谢的因素；机体产热的主要器官；散热的方式。

【了解】 机体内能量的来源和去路；体温调节中枢和调定点学说。

二、知 识 旁 引

7-1 能量代谢的测定方法

人体能量代谢的测定有直接测热法和间接测热法两种。直接测热法仪器设备复杂，操作繁琐，极少使用。在临床上，常用的间接测热法是用肺量计测定单位时间内的耗 O_2 量，用该数值乘以 20.2kJ/L，就可计算出受试者的产热量。我们知道，能量代谢率与体表面积呈正比，所以一般都以单位体表面积的产热量作为衡量能量代谢的标准。体表面积可根据身高和体重用下列公式计算。

中国人的体表面积（m^2）＝0.0061×身高（cm）＋0.0128×体重（kg）－0.1529。

7-2 发热

正常人体温在一个狭小范围内有所波动，如腋窝温度波动在 36.0～37.4℃之间，差异在±1.0℃左右。病理条件下的发热主要是由各种病原体感染引起的，也可以由非感染性疾病引起，如中暑、恶性肿瘤、白血病等引起的发热。调定点学说认为，发热是由于热敏神经元的阈值受到致热原的作用而升高，使调定点水平上移所致。例如，细菌感染所致的发热，就是由于在致热原的作用下，使体温调定点被重新设置，如上移到 39℃，而实际体温还在 37℃，则冷敏神经元兴奋，引起畏寒、寒战等产热反应，直到体温升高到 39℃。只要致热原不消除，机体的产热和散热就会在新的调定点水平（如 39℃）维持动态平衡，使机体继续处于发热状态。某些解热药（如阿司匹林）可使被致热原升高的调定点降到正常水平而具有解热作用。

三、能 力 训 练

（一）选择题

【A_1 型题】

1. 食物特殊动力效应最高的物质是

    A. 糖   B. 脂肪   C. 蛋白质

    D. 维生素   E. 混合食物

2. 测定基础代谢率要求的基础条件，**不包括**

    A. 空腹   B. 无体力活动   C. 环境温度 20℃～30℃

    D. 深睡状态   E. 精神安宁

3. 可导致基础代谢率明显升高的疾病

    A. 糖尿病   B. 继发性红细胞增多症   C. 艾迪生病

    D. 甲状腺功能亢进   E. 侏儒症

4. 关于体温生理变动的叙述，**错误**的是

    A. 幼儿高于成人

    B. 剧烈运动可使体温升高 1～2℃

    C. 清晨 2～6 时最低

    D. 女性一般高于男性，而且排卵之日最高

    E. 新生儿体温易波动

5. 正常人的直肠温度、腋窝温度和口腔温度的高低应当是

    A. 口腔温度＞腋窝温度＞直肠温度   B. 直肠温度＞口腔温度＞腋窝温度

    C. 直肠温度＞腋窝温度＞口腔温度   D. 腋窝温度＞口腔温度＞直肠温度

    E. 口腔温度＞直肠温度＞腋窝温度

6. 人体体温昼夜节律变化中，体温最低的时间是

    A. 上午 8～10 时   B. 下午 1～6 时   C. 清晨 2～6 时

    D. 夜间 10～12 时   E. 下午 6～10 时

7. 劳动或运动时，机体主要产热器官是

    A. 肝脏   B. 脑   C. 心脏

    D. 骨骼肌   E. 内脏

8. 给高热患者使用酒精擦浴是利用下列哪种散热方式

    A. 辐射   B. 传导   C. 对流

    D. 不感蒸发   E. 蒸发

9. 给高热患者使用冰帽或冰袋是利用下列哪种散热方式

    A. 辐射   B. 传导   C. 不感蒸发

    D. 蒸发   E. 对流

10. 决定体温调定点的部位在

    A. 视前区-下丘脑前部   B. 大脑皮层   C. 下丘脑后部

    D. 下丘脑   E. 脑干网状结构

【A₂ 型题】

11. 某肠痉挛截瘫患者在炎热环境中服用阿托品后，出现发热副作用，将其转移至凉爽环境后，未做其他处理，体温即自行恢复正常，该患者最可能发热的原因是

    A. 散热中枢功能障碍   B. 产热中枢功能障碍

    C. 调定点上移   D. 发汗功能障碍

    E. 下丘脑体温调节功能障碍

12. 人体在禁食 12h 后，于清晨清醒，静卧半小时及室温 20～25℃条件下，测量到的

1h 产热量称

    A. 基础代谢   B. 基础代谢率   C. 新陈代谢

    D. 能量代谢   E. 能量代谢率

13. 某疟疾患者突起畏寒、寒战，体温 39℃，此时体内的变化是由于

    A. 散热中枢功能障碍   B. 产热中枢功能障碍   C. 调定点上移

    D. 皮肤血管扩张   E. 体温调节功能障碍

14. 某肺炎高热患者经抗生素治疗后，体温降至正常，关于此时患者体温调节过程的变化，下列哪项叙述是**错误**的

    A. 散热中枢兴奋

    B. 产热中枢抑制

    C. 调定点恢复正常

    D. 皮肤血管扩张

    E. 发热条件下的体温调节功能障碍恢复正常

【B₁ 型题】

(15～16 题共用备选答案)

    A. 辐射   B. 传导   C. 对流

    D. 蒸发   E. 不感蒸发

15. 常温安静状态时，机体散热的主要方式是

16. 环境温度高于皮肤温度时，机体散热的主要方式是

(17～19 题共用备选答案)

    A. 辐射   B. 传导   C. 对流

    D. 蒸发   E. 不感蒸发

17. 给高热患者用冰袋冰帽降温是通过增加

18. 穿棉衣御寒主要是降低

19. 给高热患者酒精擦浴是为了增加

【X 型题】

20. 女性月经周期中，体温的变化有

    A. 排卵前较高   B. 排卵后降低   C. 排卵前较低

    D. 排卵后升高   E. 经期高

21. 下列关于体温生理变动的叙述，正确的是

    A. 体温在午后 1～6 时最低   B. 成年女性体温在排卵日最低

    C. 老年人的体温偏低   D. 肌肉活动可使体温升高

    E. 情绪紧张时体温降低

22. 下列叙述符合不感蒸发的是

    A. 与环境温度的高低无关

    B. 不形成明显水滴

    C. 是机体在高温环境散热的主要方式

    D. 通过汗腺活动向体表分泌汗液

    E. 蒸发受体温影响较大

23. 影响能量代谢的因素有

  A. 肌肉活动   B. 环境温度   C. 食物特殊动力效应

  D. 精神活动   E. 体温

24. 在环境温度低于 20℃时，人体散热的方式主要有

  A. 辐射   B. 传导   C. 对流

  D. 不感蒸发   E. 发汗

25. 使得汗液蒸发加快的因素有

  A. 环境温度高   B. 环境温度低   C. 空气湿度大

  D. 空气湿度小   E. 空气对流速度快

（二）名词解释

26. 能量代谢   27. 基础代谢   28. 基础代谢率   29. 体温

（三）填空题

30. 机体在进行耗能的生理活动时，_____是能量供应的唯一形式。

31. 影响能量代谢的主要因素有_____、_____、_____和_____。

32. 体温通常是指_____。

33. 相对恒定的体温是进行_____和维持_____的重要条件。

34. 在体温的常测部位中，以_____温度最高，_____温度最低。

35. 常温下，安静时机体的主要散热方式是_____，当环境温度等于或高于皮肤温度时，机体的主要散热方式是_____。

36. 人体安静状态下的主要产热器官是_____。

37. 蒸发散热可分为_____和_____两种。

（四）简答题

38. 测定基础代谢率的条件和意义是什么？

39. 根据散热原理，如何给高热患者降温？

40. 试述人体体温相对恒定的原理。

（五）参考答案

1. C	2. D	3. D	4. D	5. B	6. C
7. D	8. E	9. B	10. A	11. D	12. B
13. C	14. E	15. A	16. D	17. B	18. C
19. D	20. CD	21. BCD	22. ABE	23. ABCD	24. ABC

25. ADE

26. 能量代谢：指伴随着物质代谢过程中所发生的能量的释放、转移、贮存和利用过程。

27. 基础代谢：机体在基础状态下的能量代谢。

28. 基础代谢率：单位时间内的基础代谢。

29. 体温：是指机体深部的平均温度。

30. 三磷酸腺苷（ATP）

31. 肌肉活动   环境温度   食物特殊动力效应   精神活动

32. 机体深部平均温度

33. 新陈代谢   生命活动

34. 直肠   腋窝

35. 辐射 蒸发

36. 内脏

37. 不感蒸发 发汗

38. 测定基础代谢率的条件是机体必须处于基础状态。基础状态是指：①清晨、清醒、静卧（休息 30min 左右）；②空腹（禁食 12h 以上）；③环境温度在 20～30℃；④精神安宁。

基础代谢率的测定是临床用来诊断甲状腺疾病的重要辅助方法。在各种疾病中，甲状腺功能改变对基础代谢率影响最为显著。当甲状腺功能低下时，基础代谢率低于正常值 20%～40%；甲状腺功能亢进时，基础代谢率可比正常值高 25%，甚至到 80%。另外，糖尿病、肾上腺皮质功能亢进、白血病等，基础代谢率也会增高；而艾迪生病、肾病综合征等，会导致基础代谢率降低。

39. ①利用传导散热的原理，使用冰袋或冰帽给高热患者降温；②利用对流散热的原理，注意为患者通风，降低室温；③利用蒸发散热的原理，用酒精为患者擦浴；④利用辐射散热的原理，降低室温，增加机体与环境的温度差。

40. 维持机体体温的相对稳定，有赖于自主性体温调节和行为性体温调节的共同参与，使机体的产热和散热过程处于动态平衡之中。

自主性体温调节是根据体内外环境温热性刺激信息的变动，在体温调节中枢控制下，通过改变皮肤血流量、汗腺活动、寒战等反应，使机体的产热量和散热量保持平衡，从而维持体温相对稳定的过程。产热主要来自机体的分解代谢；散热方式有辐射、传导、对流、蒸发等方式。环境温度低时，以辐射、传导、对流为主，环境温度等于或高于皮肤温度时，蒸发成为唯一散热途径。

行为性体温调节是指人通过改变自身的姿势和行为来保暖或增加散热的过程。如在寒冷环境下增加衣着来保温和在炎热环境中减少衣着来增加散热等。因此，行为性体温调节是自主性体温调节的补充。

四、题 例 解 析

【A₁ 型题】

1. 下列说法**错误**的是

    A. 新生儿体温易波动   B. 体温随年龄的增大而下降

    C. 情绪激动体温可上升   D. 午后 1～6 时体温最高

    E. 女子体温低于同龄男子

参考答案解析：（E）

新生儿由于体温调节中枢尚未发育成熟，调节体温能力差，易受环境温度的影响发生较大的波动。不同年龄的人，能量代谢不同，体温也不同。一般来说，儿童体温高于成人，而老年人又略低于成人。正常成人体温随昼夜呈周期性波动，清晨 2～6 时体温最低，午后 1～6 时最高。精神紧张、情绪激动等情况都会使机体的代谢增强，产热量增加，导致体温升高。成年女性的体温平均比男性高 0.3℃，故答案 E 正确。

【X 型题】

2. 机体散热的途径有

A. 呼吸道   B. 消化道   C. 泌尿器官

D. 皮肤   E. 内脏

参考答案解析：（ABCD）

机体的热量除了可随呼出气体、尿、粪等途径散发外，大部分是通过皮肤散发的，而内脏则是机体的产热器官，故答案 ABCD 正确。

（刘兴国）

第八章

尿的生成与排出 ◄

一、学 习 纲 要

【掌握】 排泄的概念；尿液生成的基本过程及其影响因素。

【熟悉】 尿液浓缩与稀释的基本原理；肾血液循环的特点；排尿反射。

【了解】 肾脏结构的特点；肾脏的排泄功能在维持机体内环境相对稳定中的作用；肾脏的内分泌功能。

二、知 识 旁 引

8-1 高血压患者的尿量变化

随着生活节奏的加快，现代人的精神压力越来越大，生活方式性疾病，如高血压的发病率呈上升趋势。高血压早期无明显病理改变。长期高血压将引起心、脑、肾功能的变化。高血压早期，若动脉血压未超过 180mmHg，由于肾入球小动脉的自身调节作用，肾小球滤过率基本不变，所以尿量没有明显改变。即使动脉血压升高到 180mmHg 以上时，尿量也不会明显增加。这是因为肾小球毛细血管血压升高，肾小球有效滤过压增大，有可能使肾小球滤过液增多，但此时滤过速度也加快，使血浆胶体渗透压升高的速度也加快。两者作用的结果是肾小球有效滤过压递减的速度增快，导致肾小球有效滤过面积增加不明显，所以尿量并无明显改变。但到高血压晚期时，入球小动脉因发生器质性病变，如入球小动脉硬化导致口径缩小，血流阻力增大，肾小球毛细血管血压明显降低，使肾小球滤过率减少，尿量减少，严重时可导致无尿。

8-2 利尿剂在临床上的应用

利尿剂是广泛应用于临床的一类药物，主要用于治疗各种原因引起的水肿及某些非水肿性疾病。例如，轻度高血压患者应用小剂量利尿剂，其降压机制与减少血容量、排钠作用有关；心力衰竭患者应用利尿剂，主要是减少血容量，减轻心脏前负荷。利尿剂作用于肾脏的不同部位，主要是通过影响肾小管与集合管的重吸收和分泌功能发挥利尿作用。临床上常用的呋塞米（速尿）、氢氯噻嗪等。呋塞米作用于髓袢升支粗段，抑制 $Na^+-K^+-2Cl^-$ 同向转运，使 NaCl 的重吸收减少而发挥强大而迅速的利尿作用。氢氯噻嗪作用于髓袢升支粗段皮质部，抑制 NaCl 的重吸收而产生温和持久的利尿作用。临床上在应用利尿剂时，一定要考虑其不良反应，例如水和电解质紊乱、胃肠道反应、耳毒性等。

8-3 膀胱刺激征

膀胱刺激征是指膀胱颈和膀胱三角区受到炎症或机械刺激而引起的尿频、尿急和尿痛，可伴有排尿不尽感和下腹部坠痛。尿频是指单位时间内排尿次数增多；尿急是指一有尿意就迫不及待需要排尿，难以控制；尿痛是指排尿时伴有会阴或下腹部疼痛。常见原因为尿路感染、膀胱结石、肿瘤及理化因素等对膀胱黏膜的刺激。

三、能力训练

（一）选择题

【A₁型题】

1. 肾脏**不能**分泌下列哪种激素
　　A. 醛固酮　　　　　　　　B. 促红细胞生成素　　　　C. 肾素
　　D. 1，25-$(OH)_2$-D_3　　　E. 前列腺素

2. 肾小球滤过的动力因素是
　　A. 血浆晶体渗透压　　　　B. 血浆胶体渗透压　　　　C. 囊内压
　　D. 肾小球毛细血管血压　　E. 静水压

3. 肾小球滤过的结构基础是
　　A. 有效滤过压　　　　　　　　　　B. 肾小球入球微动脉
　　C. 肾小球出球微动脉　　　　　　　D. 滤过膜
　　E. 肾小球旁器

4. 在肾小管和集合管各段中重吸收能力最强的部位是
　　A. 近端小管　　　　　　　B. 远端小管　　　　　　　C. 集合管
　　D. 髓袢升支　　　　　　　E. 髓袢降支

5. 小管液中葡萄糖的重吸收部位仅限于
　　A. 近端小管　　　　　　　B. 远端小管　　　　　　　C. 集合管
　　D. 髓袢升支　　　　　　　E. 髓袢降支

6. 肾小球滤过的原尿，在流经哪一部分后，其成分不再发生变化而成为终尿
　　A. 近端小管　　　　　　　B. 远曲小管　　　　　　　C. 集合管
　　D. 髓袢升支　　　　　　　E. 髓袢降支

7. 远曲小管和集合管对水的调节性重吸收受哪种激素的调节
　　A. 糖皮质激素　　　　　　B. 胰岛素　　　　　　　　C. 甲状腺素
　　D. 抗利尿激素　　　　　　E. 催产素

8. 关于肾糖阈正确的是
　　A. 尿中出现葡萄糖时的血糖浓度
　　B. 尿中未出现葡萄糖时的血糖浓度
　　C. 尿中开始出现葡萄糖时的最低血糖浓度
　　D. 肾小管吸收葡萄糖的能力
　　E. 尿中开始出现葡萄糖时的最高血糖浓度

9. 下列哪种物质在正常情况下**不能**滤过
　　A. Na^+、K^+、Cl^- 等电解质　　　B. 血浆蛋白
　　C. 氨基酸　　　　　　　　　　　　D. 葡萄糖
　　E. 甘露醇

10. 动脉血压波动于 80～180mmHg 范围时，肾血流量仍能保持相对稳定，这是由于
    A. 肾脏的自身调节
    B. 神经调节
    C. 体液调节
    D. 神经和体液的共同调节
    E. 神经、体液和自身调节同时起作用

11. 急性肾小球肾炎患者出现少尿甚至无尿的主要原因是
    A. 肾小球毛细血管血压降低　　　B. 血浆胶体渗透压升高
    C. 肾血流减少　　　　　　　　　D. 滤过膜通透性降低
    E. 滤过膜面积减少

12. 引起糖尿病患者多尿的原因是
    A. 肾小球毛细血管血压升高　　　B. 血浆胶体渗透压降低
    C. 滤过膜通透性增大　　　　　　D. 小管液溶质浓度增大
    E. 有效滤过压增大

13. 静脉注射 20％甘露醇引起尿量增加达到脱水消肿目的的原理是
    A. 增大血浆晶体渗透压　　　　　B. 降低血浆胶体渗透压
    C. 提高小管液中溶质浓度　　　　D. 使抗利尿激素释放减少
    E. 增加循环血量

14. 抗利尿激素的主要生理作用是
    A. 使肾血管收缩、血流量减少
    B. 保 Na^+ 排 K^+
    C. 增加远曲小管和集合管对水的通透性
    D. 保 K^+ 排 Na^+
    E. 抑制髓袢对 NaCl 的重吸收

15. 静脉注射 50％葡萄糖，引起尿量增多的原因是
    A. 水利尿
    B. 小管液溶质浓度升高引起的渗透性利尿
    C. 肾小球滤过率增加
    D. 抗利尿激素分泌减少
    E. 醛固酮分泌减少

16. 水利尿产生的原因是
    A. 血浆晶体渗透压降低，抗利尿激素释放减少
    B. 循环血量增多
    C. 血浆胶体渗透压升高
    D. 醛固酮分泌减少
    E. 肾小球毛细血管血压升高

17. 大量出汗或严重呕吐、腹泻时尿量减少，主要是由于
    A. 血浆晶体渗透压升高，抗利尿激素释放增多
    B. 循环血量减少
    C. 血浆晶体渗透压升高，醛固酮分泌增多

    D. 肾小球毛细血管血压降低

    E. 肾小球滤过面积减少

18. 醛固酮的作用主要是

    A. 保 Na^+、排 Ca^{2+}　　　　B. 保 Na^+、保 Ca^{2+}　　　　C. 保 Na^+、排 K^+

    D. 保 K^+、排 Na^+　　　　E. 保 Na^+、保 K^+

19. 尿液浓缩和稀释的过程主要发生于

    A. 近球小管　　　　　　B. 髓袢降支　　　　　　C. 髓袢升支

    D. 髓袢和远曲小管　　　E. 远曲小管和集合管

20. 终尿量的多少主要取决于

    A. 近端小管对水的重吸收量

    B. 有效滤过压

    C. 髓袢对水的重吸收量

    D. 远端小管对水的重吸收量

    E. 远曲小管和集合管对水的重吸收量

21. 引起醛固酮分泌减少的情况是

    A. 致密斑兴奋　　　　　　　B. 肾素分泌增多

    C. 血管紧张素增多　　　　　D. 支配肾脏的交感神经紧张性降低

    E. 血容量减少

22. 剧烈运动时少尿的主要原因是

    A. 肾小球毛细血管血压升高　　　B. 抗利尿激素分泌增多

    C. 醛固酮分泌增多　　　　　　　D. 肾小球滤过面积减少

    E. 肾小动脉收缩，肾血流量减少

23. 排尿的初级中枢位于

    A. 脊髓骶段　　　　　　B. 脊髓胸段　　　　　　C. 低位脑干

    D. 下丘脑　　　　　　　E. 大脑皮层

24. 排尿反射属于

    A. 正反馈　　　　　　　B. 负反馈　　　　　　　C. 前馈

    D. 条件反射　　　　　　E. 生物反馈

25. 渗透压感受器位于

    A. 肾脏的致密斑　　　　B. 肾脏的近球细胞　　　C. 下丘脑

    D. 脊髓　　　　　　　　E. 大脑皮层

【A_2 型题】

26. 男患 45 岁，临床诊断为失血性休克，24h 尿量为 70ml，此时患者处于何种状态

    A. 少尿　　　　　　　　B. 无尿　　　　　　　　C. 多尿

    D. 尿失禁　　　　　　　E. 尿潴留

27. 25 岁患者，临床诊断为急性肾小球肾炎，24h 尿量出现在何范围内

    A. 1000～2000ml　　　　B. ＞2500ml　　　　　　C. 100～500ml

    D. 500～1000ml　　　　E. ＞10L

28. 某女患，行垂体腺瘤切除术后 1～3 日内，尿量增多，产生的原因是

    A. 抗利尿激素合成和释放障碍

B. 血浆晶体渗透压增高

C. 远曲小管和集合管对水的通透性增高

D. 远曲小管和集合管对水的重吸收增加

E. 渗透压感受器敏感

29. 急性肾衰竭患者，少尿期患者早期死亡的最常见的原因是

A. 感染   B. 水中毒   C. 尿毒症

D. 高血钾   E. 代谢性酸中毒

【B_1 型题】

(30～32 题共用备选答案)

A. 近端小管   B. 远曲小管和集合管   C. 细段

D. 髓袢   E. 肾盂

30. 水调节性重吸收的部位是

31. 葡萄糖重吸收的部位是

32. 尿中 K^+ 主要分泌的部位是

(33～36 题共用备选答案)

A. 肾小球毛细血管血压明显下降   B. 血浆胶体渗透压升高

C. 囊内压升高   D. 滤过膜通透性降低

E. 肾小球滤过总面积减少

33. 注射大剂量去甲肾上腺素，引起少尿、无尿的原因是

34. 输尿管结石引起少尿的原因是

35. 急性失血引起少尿的主要原因是

36. 急性肾小球肾炎引起少尿的主要原因是

(37～39 题共用备选答案)

A. 尿频   B. 尿急   C. 尿失禁

D. 尿崩症   E. 尿潴留

37. 脊髓初级排尿中枢功能障碍可导致

38. 脊髓损伤，导致排尿反射的初级中枢与高级中枢联系中断可引起

39. 下丘脑病变使抗利尿激素合成或释放障碍可导致

【X 型题】

40. 尿的生成过程包括

A. 肾小球的滤过   B. 肾小管和集合管的重吸收

C. 肾小管和集合管的分泌   D. 膀胱的贮存

E. 排尿反射

41. 肾小球滤过膜的结构包括

A. 肾小囊脏层上皮细胞层   B. 肾小囊壁层上皮细胞层

C. 基膜层   D. 毛细血管内皮细胞层

E. 球旁细胞

42. 肾小球有效滤过压的组成包括

A. 肾小球毛细血管血压   B. 肾血浆流量

C. 血浆晶体渗透压   D. 血浆胶体渗透压

E. 囊内压

43. 影响肾小球滤过的因素包括

    A. 肾血流量   B. 肾小球有效滤过压的改变

    C. 滤过膜的面积   D. 滤过膜的通透性

    E. 静脉血压

44. 调节抗利尿激素释放的主要因素是

    A. 血浆晶体渗透压   B. 血浆胶体渗透压

    C. 循环血量   D. 肾动脉压

    E. 肾静脉压

45. 调节醛固酮分泌的因素包括

    A. 肾素-血管紧张素-醛固酮系统   B. 神经系统

    C. 血 K^+、血 Na^+ 浓度   D. 血 K^+、血 Ca^{2+} 浓度

    E. 血 Ca^{2+}、血 Fe^{2+} 浓度

46. 关于排尿反射正确的是

    A. 为一种正反馈过程

    B. 膀胱壁上有牵张感受器

    C. 初级排尿中枢位于脊髓骶段

    D. 高位中枢位于低位脑干

    E. 初级排尿中枢损伤可导致尿失禁

47. 远曲小管和集合管可分泌的物质是

    A. H^+ B. K^+ C. NH_4^+

    D. Na^+ E. Cl^-

48. 尿液的生成需要哪些结构的参与

    A. 肾小体   B. 近曲小管   C. 髓袢

    D. 远曲小管   E. 集合管

49. 水利尿产生的原因是

    A. 血浆晶体渗透压降低   B. 肾小球动脉血压升高

    C. 醛固酮分泌减少   D. 抗利尿激素释放减少

    E. 小管液溶质浓度升高

50. 大失血引起尿量减少的原因是

    A. 肾小球滤过率降低   B. 抗利尿激素释放增多

    C. 心房钠尿肽分泌   D. 排尿反射减弱

    E. 醛固酮分泌增多

（二）名词解释

51. 排泄   52. 肾小球滤过率   53. 肾糖阈   54. 渗透性利尿   55. 水利尿   56. 尿潴留   57. 尿失禁

（三）填空题

58. 机体的排泄器官有_____、_____、_____和_____，其中最重要的排泄器官是_____。

59. 正常人每昼夜尿量在_____ ml 之间，尿量长期保持在_____ ml 以上称为多

尿，介于_____ml称为少尿，少于_____ml称为无尿。

60. 肾小球滤过膜由_____、_____和_____组成。

61. 肾小球有效滤过压＝_____－（_____＋_____）

62. 葡萄糖重吸收部位仅限于_____，当其浓度超过肾小管对其重吸收能力时，终尿中可出现_____。

63. 糖尿病的多尿属于_____利尿，大量饮清水后多尿属于_____利尿，尿崩症的多尿是由于抗利尿激素合成、释放_____所致。

64. 水的重吸收方式有_____、_____两种。

65. 脊髓骶段初级排尿中枢功能障碍可导致_____；初级排尿中枢失去大脑皮层控制可导致_____。

66. 影响肾小管和集合管重吸收和分泌的主要因素包括_____、_____、和_____。

67. 在酸中毒情况下_____交换增多，而_____交换减少，机体排_____减少，导致_____。

（四）简答题

68. 简述尿生成的过程。

69. 影响肾小球滤过的因素有哪些？

70. 大量饮清水时，尿量有何变化？为什么？

71. 大量出汗、严重呕吐或腹泻时，尿量有何变化？为什么？

（五）参考答案

1. A	2. D	3. D	4. A	5. A
6. C	7. D	8. C	9. B	10. A
11. E	12. D	13. C	14. C	15. B
16. A	17. A	18. C	19. E	20. E
21. D	22. E	23. A	24. A	25. C
26. B	27. C	28. A	29. D	30. B
31. A	32. B	33. A	34. C	35. A
36. E	37. E	38. C	39. D	40. ABC
41. ACD	42. ADE	43. ABCD	44. AC	45. AC
46. ABC	47. AB	48. ABCDE	49. AD	50. ABE

51. 排泄：机体将代谢终产物、过剩及有害的物质，经血液循环通过排泄器官排至体外的过程。

52. 肾小球滤过率：指每分钟两肾生成的原尿量，正常成人安静时为125ml/min。

53. 肾糖阈：尿中刚开始出现葡萄糖时的血糖浓度。

54. 渗透性利尿：若小管液溶质浓度升高，小管液的渗透压随之升高。肾小管各段和集合管对水的重吸收减少，尿量将增加，这种利尿方式称为渗透性利尿。

55. 水利尿：大量饮入清水引起的抗利尿激素释放减少，尿量明显增多的现象称为水利尿。

56. 尿潴留：膀胱内充满尿液但不能自行排出，称为尿潴留。

57. 尿失禁：排尿失去意识控制称为尿失禁。

58. 肾　肺　皮肤　消化器官　肾

59. 1000～2000　2500　100～500　100

60. 毛细血管内皮细胞层　基膜层　肾小囊脏层上皮细胞层

61. 肾小球毛细血管血压　血浆胶体渗透压　囊内压

62. 近端小管　葡萄糖

63. 渗透性　水　减少

64. 必需重吸收　调节重吸收

65. 尿潴留　尿失禁

66. 小管液溶质浓度　抗利尿激素　醛固酮

67. H^+-Na^+　K^+-Na^+　K^+　高血钾

68. 尿生成的过程包括三个相互联系的环节：①肾小球的滤过；②肾小管和集合管的重吸收；③肾小管和集合管的分泌。

69. 影响肾小球滤过的因素包括：①肾血流量的改变；②肾小球有效滤过压的改变；③滤过膜的改变。

70. 尿量增多。大量饮入清水→血浆晶体渗透压降低→渗透压感受器抑制→抗利尿激素合成和释放减少→远曲小管和集合管对水的通透性降低→水的重吸收减少→尿量增多。

71. 尿量减少。大量出汗、严重呕吐或腹泻→机体水分丧失多→血浆晶体渗透压增高→渗透压感受器兴奋→抗利尿激素合成和释放增多→远曲小管和集合管对水的重吸收增加→尿量减少。

四、题 例 解 析

【A_1型题】

1. 人体内最重要的排泄器官是

　　A. 肺　　　　　　　　　B. 皮肤　　　　　　　　C. 肾

　　D. 肝　　　　　　　　　E. 消化器官

参考答案解析：（C）

肾排出的代谢产物种类最多，数量最大，并可根据机体的状况调整尿液的质和量，所以肾是人体最重要的排泄器官，故答案C正确。

2. 正常终尿量占原尿量的

　　A. 10%　　　　　　　　B. 8%　　　　　　　　　C. 5%

　　D. 2%　　　　　　　　 E. 1%

参考答案解析：（E）

原尿中水的重吸收率为99%，只有1%随终尿排出体外，而终尿中水占95%～97%，即终尿量只占原尿量的1%，所以，只要水重吸收减少1%（重吸收率降为98%），尿量就会增加一倍，故答案E正确。

3. 在酸中毒时常可导致

　　A. 高血钾　　　　　　　B. 低血钾　　　　　　　C. 高血钙

　　D. 低血糖　　　　　　　E. 低血钙

参考答案解析：（A）

在酸中毒情况下，H^+-Na^+ 交换增多，而 K^+-Na^+ 交换减少，机体排 K^+ 减少导致高血钾，故答案 A 正确。

4. 婴幼儿排尿次数多且易发生夜间遗尿的原因是

　　A. 膀胱小、贮存容量少　　　　　B. 不会表达

　　C. 贪睡　　　　　　　　　　　　D. 初级中枢反应差

　　E. 大脑皮质发育不够完善

参考答案解析：（E）

婴幼儿的大脑皮质发育不够完善，对脊髓初级排尿中枢的控制能力较弱，因此排尿次数较多，且易发生夜间遗尿，故答案 E 正确。

【X 型题】

5. 正常尿中**不含有**

　　A. 葡萄糖　　　　　　B. 电解质　　　　　　C. 红细胞

　　D. 蛋白质　　　　　　E. 尿素

参考答案解析：（ACD）

由于构成滤过膜的机械屏障和电学屏障双重作用，故不允许红细胞和蛋白质通过，而能滤过的葡萄糖又被近端小管全部重吸收，故答案 ACD 正确。

（杨　月　彭　波）

91

▶ 第九章

感觉器官的功能 ◀

一、学习纲要

【掌握】 视近物时眼的调节；眼的折光异常及矫正方法；视网膜的两种成像系统及其主要特点；视力与视野的概念及测定方法。

【熟悉】 瞳孔对光反射及生理意义；明适应与暗适应；鼓膜、中耳及听骨链的增压效应；声波传入内耳的两种途径。

【了解】 感受器与感觉器官的概念；视网膜的信息处理与传递；耳蜗与听神经的生物电现象；椭圆囊、球囊以及半规管的功能；前庭反应。

二、知识旁引

9-1 色盲的发现

1794 年，英国科学家，近代原子核理论的创始人约翰·道尔顿（John Dalton）为了给母亲祝寿，特意去百货商店购买一双自己觉得最适于老年人穿的棕灰色袜子。但当道尔顿拿出袜子送给母亲时，老太太及周围的人都忍俊不禁大笑起来，大家都认为道尔顿在开玩笑。茫然的道尔顿经过询问，才知道在他看来是棕灰色的袜子在别人眼里是樱桃红的，不适合老年人穿。作为科学家的道尔顿，面对这种奇怪现象，一边是惊疑不止，一边则是要挖根刨底弄清真像。事后他不但仔细分析了自己的体验，还对周围的人进行了各种鉴别比较。他发现自己的色觉与别人不同，还发现自己的一个兄弟与其他一些人也有类似的色觉缺陷。他曾描述道："我所谓的黄色，相当于别人的红、橙、黄、绿色，而我看到的蓝色和紫色则与别人一致"。原来道尔顿是个红绿色盲。由于道尔顿没有轻易放过买袜子这件小事，他虽然不是研究生物学的，却成了世界上第一个色盲的发现者，他自己也是第一个被发现的色盲人。道尔顿根据自己的研究，还撰写了一部很有价值的科学著作—《论色盲》。

9-2 听力损害与耳机

随着科技的进步，人们喜欢随时随地塞上耳机、放大音量，听音乐或外语，既不影响他人，又可避免外界干扰，看似潇洒、舒适，其实长时间使用会损伤人的正常听力，在不知不觉中患上"感音神经性耳聋"。

耳塞式耳机与外耳道贴得很紧，声音进入外耳道后没有缓冲的余地，声音信号较正常提高 6～9 分贝。强大的声压集中地传递到很薄的鼓膜上，引起听觉器官异常兴奋；感受声音传导的毛细胞长期在 80～90 分贝的刺激下，会发生萎缩或减少，使听力减退。

短时、低强度的噪音将导致暂时性听觉丧失，并伴有暂时性阈移，这种损伤在脱离噪声环境后一定时间可以恢复。但是长期处于噪声环境中，可导致毛细胞发生损害及退行性变，内耳供血减少，发生不可逆的听力下降，即永久性阈移。如 MP3 音量越大，所听时间越长，受损的毛细胞就越多。

9-3　盲点的发现

在很久以前，有一个国家的国王非常喜欢狩猎。有一天，国王与侍卫进山打猎，当国王发现猎物，闭眼瞄准正要开弓射箭时，突然发现站在离他不远处的一名侍卫的脑袋不见了，这使他大为吃惊，马上睁开另一只眼，结果发现这名侍卫的脑袋还在，反复几次均出现上述结果，他感到非常纳闷，不知是何原因。由于当时的科学技术还很落后，无法解释这种现象。随着时间的推移，此事也就渐渐地被人们淡忘了。

现在知道的盲点概念和盲点试验是法国物理学家马略特（Edme Mariotte）在 1668 年最先提出来的。当时，马略特叫两个人相距两米对面站着，都只用一只眼睛看旁边的某一物点，这时候出现了一种怪异现象，他们两人都发现对方的脑袋不见了。这个试验，在当时成为轰动一时的奇闻。这就是著名的马略特盲点试验。

9-4　假性近视及其预防

假性近视是由于长时间近距离用眼，睫状肌过度紧张导致睫状肌痉挛，晶状体增厚、变凸，即使看远物时仍维持紧张调节状态，晶状体无法恢复原有厚度，物像模糊不清从而形成假性近视，多见于青少年学生，当用阿托品麻痹睫状肌后，近视即消失。假性近视不需配戴眼镜，只要眼睛得到休息，调节放松后，视力就会恢复正常。预防假性近视主要是缩短连续近距离用眼时间，适时远眺（看 6 米以外的物体），做眼保健操，鼓励青少年经常到户外活动。

假性近视是可以预防的，如果能抓紧早防早治，可避免发展成真性近视。

三、能　力　训　练

（一）选择题

【A₁ 型题】

1. 专门感受机体内、外环境变化的结构或装置称为
   A. 受体　　　　　　　　B. 感受器　　　　　　　　C. 分析器
   D. 感觉器官　　　　　　E. 特殊器官

2. 各种感受器均各有其最敏感、最容易接受的刺激形式，称为感受器的
   A. 阈值　　　　　　　　B. 阈刺激　　　　　　　　C. 感觉阈值
   D. 适宜刺激　　　　　　E. 适宜强度

3. 在眼的折光系统中，折光力可被调节的结构是
   A. 角膜　　　　　　　　B. 房水　　　　　　　　　C. 晶状体
   D. 玻璃体　　　　　　　E. 巩膜

4. 睫状肌收缩使悬韧带放松，可引起
   A. 角膜曲度增加　　　　B. 角膜曲度减小　　　　　C. 晶状体曲度增加
   D. 晶状体曲度减小　　　E. 玻璃体曲度增加

5. 以下关于眼的调节的叙述，哪一项是**错误**的

A. 是神经反射

B. 晶状体变凸

C. 瞳孔缩小

D. 两眼视轴向鼻侧会聚

E. 增加折光系统的球面像差和色像差

6. 眼经过充分发挥调节作用能够看清物体的最近距离称为

A. 主点　　　　　　　B. 节点　　　　　　　C. 近点

D. 远点　　　　　　　E. 焦点

7. 发生老视的主要原因是

A. 角膜曲率变小　　　　　　　　B. 角膜透明度减小

C. 房水循环受阻　　　　　　　　D. 晶状体弹性减弱

E. 晶状体厚度增加

8. 以下关于瞳孔对光反射的叙述，哪一项是**错误**的

A. 感受器在视网膜　　　　　　　B. 传入神经是视神经

C. 中枢在中脑　　　　　　　　　D. 效应器主要是睫状肌

E. 有双侧互感反应

9. 视网膜上只有视锥细胞而**没有**视杆细胞分布的部位是

A. 黄斑中央凹　　　　　　B. 视神经乳头　　　　　C. 视网膜中心

D. 视网膜周边　　　　　　E. 视网膜颞侧

10. 视杆细胞中的感光色素是

A. 视蛋白　　　　　　　B. 视黄醛　　　　　　　C. 视紫红质

D. 视紫蓝质　　　　　　E. 视色素

11. 产生夜盲症的原因是

A. 视蛋白合成障碍　　　　B. 视黄醛合成过多　　　C. 视紫红质缺乏

D. 视紫蓝质缺乏　　　　　E. 维生素 E 供应不足

12. 暗适应的产生机制主要与视网膜哪种细胞中的视紫红质的合成增强有关

A. 视锥细胞　　　　　　B. 视杆细胞　　　　　　C. 双极细胞

D. 水平细胞　　　　　　E. 无长突细胞

13. 视黄醛被消耗后需要哪种维生素来补充

A. 维生素 A　　　　　　B. 维生素 B　　　　　　C. 维生素 C

D. 维生素 D　　　　　　E. 维生素 E

14. 三原色学说设想在视网膜中存在对三种色光特别敏感的三种视锥细胞，三种色光是

A. 蓝、绿、白　　　　　B. 红、绿、白　　　　　C. 红、绿、黄

D. 蓝、绿、红　　　　　E. 蓝、绿、黄

15. 球囊囊斑的适宜刺激是

A. 直线匀速运动　　　　B. 正负角加速度　　　　C. 旋转变速运动

D. 旋转匀速运动　　　　E. 直线变速运动

16. 单眼固定地注视前方不动，此时该眼所能看到的空间范围称为视野。在同一光照条件下，下列哪种颜色的视野最大

A. 红色 B. 黄色 C. 蓝色

D. 绿色 E. 白色

17. 中耳包括鼓膜、鼓室、听骨链、听小肌和咽鼓管等结构，当声波经过鼓膜和中耳听骨链的传递时，产生了

A. 共振作用 B. 增压效应 C. 能量消耗

D. 减压效应 E. 增幅效应

18. 半规管的适宜刺激

A. 头部空间位置改变 B. 直线变速运动 C. 直线匀速运动

D. 旋转匀速运动 E. 旋转变速运动

【A₂ 型题】

19. 某商务人员在飞机下降或起飞时，感到听力下降、鼓膜疼痛，就医。查体正常，医生嘱其在飞机起飞或下降时作吞咽动作。目的是通过下列哪项结构使鼓膜两侧的压力取得平衡

A. 内耳 B. 咽鼓管 C. 蜗管

D. 前庭阶 E. 鼓阶

20. 某儿童在游乐园坐旋转椅游玩时，突然出现恶心、呕吐、眩晕、皮肤苍白等现象，分析最可能的原因是产生了

A. 低血压 B. 低血糖 C. 脑缺血

D. 低血钙 E. 前庭自主神经性反应

21. 某高中住校学生因近期晚上视物不清，医生诊断"夜盲症"。请问发生夜盲症的主要原因是

A. 视紫红质分子结构异常 B. 视紫红质分解过少

C. 11-顺视黄醛含量较高 D. 视蛋白合成障碍

E. 维生素 A 长期摄入不足

22. 男孩，4 岁，中耳炎鼓膜穿孔引起

A. 全聋 B. 感音功能部分降低

C. 骨传导功能降低 D. 听觉敏感度大为降低

E. 听力正常

23. 患者，男，18 岁，近来感觉视远物不清，前往眼科就医，测得视力 0.5，医生诊断为屈光性近视，请问建议配戴以下哪种眼镜

A. 凹透镜 B. 凸透镜 C. 柱状镜

D. 墨镜 E. 太阳镜

【B₁ 型题】

(24～26 题共用备选答案)

A. 肌梭 B. 螺旋器 C. 视锥细胞

D. 视杆细胞 E. 游离神经末梢

24. 听觉的感受器是

25. 昼光觉的感光细胞是

26. 暗光觉的感光细胞是

(27～30 题共用备选答案)

A. 正视眼　　　　　　B. 近视眼　　　　　　C. 远视眼

D. 老视眼　　　　　　E. 散光眼

27. 因眼球前后径过长而导致眼的折光能力异常，称为

28. 因晶状体弹性减弱使视近物时调节能力下降，称为

29. 因角膜球面不同方向的曲率不同所造成的视物不清，称为

30. 平行光线可聚焦在视网膜上，但视近物需要眼进行调节活动，称为

（31~32 题共用备选答案）

A. 16~100Hz　　　　　B. 100~1000Hz　　　　C. 1000~3000Hz

D. 16~20 000Hz　　　　E. 2000~10 000Hz

31. 正常人耳能感受的空气振动频率范围是

32. 在音频范围内，人耳最敏感的振动频率范围是

（33~35 题共用备选答案）

A. 感音性耳聋　　　　B. 传音性耳聋　　　　C. 中枢性耳聋

D. 高频听力受损　　　E. 低频听力受损

33. 鼓膜穿孔可导致

34. 耳蜗底部病变可导致

35. 前庭蜗神经传导阻滞可导致

【X 型题】

36. 近视眼与正视眼相比，前者的

A. 近点变远　　　　　B. 近点变近　　　　　C. 远点变近

D. 远点变远　　　　　E. 远点不变

37. 关于视近物时晶状体的调节过程，**错误**的有

A. 睫状肌收缩

B. 睫状小带被拉紧

C. 晶状体曲率减少

D. 晶状体的折光能力增强

E. 将近处辐散光线聚焦在视网膜上

38. 视杆细胞的特点是

A. 感受弱光　　　　　　　　　B. 对物体的分辨力强

C. 不能感受色光　　　　　　　D. 与色盲的发生有关

E. 密集于视网膜中央凹

39. 双眼视觉的特点是

A. 扩大视野　　　　　　　　　B. 扩大生理盲点

C. 形成立体视觉　　　　　　　D. 增强明适应

E. 不利于判断物体的距离

40. 颜色视野的特点是

A. 红色最大　　　　　B. 红色最小　　　　　C. 白色最大

D. 绿色最小　　　　　E. 蓝色最小

41. 临床上较多见的色盲是

A. 红色盲　　　　　　B. 黄色盲　　　　　　C. 绿色盲

　　D. 蓝色盲　　　　　　　　　E. 全色盲

42. 内耳的平衡感受器有

　　A. 膜壶腹　　　　　　B. 壶腹嵴　　　　　　C. 螺旋器

　　D. 球囊斑　　　　　　E. 椭圆囊斑

43. 瞳孔近反射的生理意义是

　　A. 减少进入眼内的光线量

　　B. 增加进入眼内的光线量

　　C. 减少折光系统的球面像差和色像差

　　D. 增加折光系统的球面像差和色像差

　　E. 使视网膜上形成更清晰的像

44. 眼视近物的调节包括

　　A. 瞳孔缩小　　　　　B. 瞳孔扩大　　　　　C. 晶状体变凸

　　D. 双眼会聚　　　　　E. 眼裂增大

45. 老视

　　A. 视远物不清　　　　　　　　B. 视近物不清

　　C. 视远物正常　　　　　　　　D. 主要为眼球前后径改变

　　E. 晶状体弹性降低

(二) 名词解释

46. 近点　47. 瞳孔对光反射　48. 视力　49. 视野

(三) 填空题

50. 视细胞是感光细胞，分_____和_____两种。

51. 眼是视觉的_____，其适宜刺激是波长为_____的电磁波。

52. 眼的折光系统由透明的_____、_____、_____和_____组成。

53. 视觉是由_____、_____和_____的共同活动完成的。

54. 眼的调节主要靠_____的改变实现，_____、_____和_____，以上三者合称视近物调节的三重反应。

55. 当视近物时睫状肌_____，晶状体_____，因而折光力_____。

56. 非正视眼包括_____、_____和_____三种，可分别用_____、_____和_____矫正。

57. 视锥细胞主要分布在视网膜_____处，而视杆细胞主要分布在视网膜_____部。

58. 明适应时间_____，而暗适应时间相对_____。

59. 夜盲症是由于_____缺乏，而引起_____减少所致。

60. 颜色辨别是由_____完成的。

61. 瞳孔对光反射中枢在_____。

62. 具有感受色光功能的是_____系统，而只具有区别明暗功能的是_____系统。

63. 远视眼，在视近物时，聚焦于视网膜之_____。

64. 晶状体弹性减弱，则眼的调节能力_____，近点变_____。

65. 只在白昼活动的动物，其视网膜中的感觉细胞主要是_____；只在夜间活动的动物，则视网膜中的感光细胞主要是_____。

66. 听觉器官由_____、_____和_____三部分所组成。

（四）简答题

67. 简述视近物时眼的调节。

68. 简述视网膜上感光细胞的分布与功能。

69. 简述声波传入内耳的途径。

（五）参考答案

1. B	2. D	3. C	4. C	5. E
6. C	7. D	8. D	9. A	10. C
11. C	12. B	13. A	14. D	15. E
16. E	17. B	18. E	19. B	20. E
21. E	22. D	23. A	24. B	25. C
26. D	27. B	28. D	29. E	30. A
31. D	32. C	33. B	34. D	35. A
36. BC	37. BC	38. AC	39. AC	40. CD
41. AC	42. BDE	43. ACE	44. ACD	45. BCE

46. 近点：晶状体作最大限度变凸后，所能看清物体的最近距离。

47. 瞳孔对光反射：正常人眼受照射光刺激后，双侧瞳孔立即缩小，移开照射光后双侧瞳孔随即复原，这种现象称为瞳孔对光反射。

48. 视力：又称视敏度，指眼对物体细微结构的最大分辨能力，即分辨物体上两点间最小距离的能力。通常以视角的大小作为衡量标准。

49. 视野：单眼固定注视正前方一点，该眼所看到的空间范围。

50. 视杆细胞 视锥细胞

51. 外部感受器官 370～740nm

52. 角膜 房水 晶状体 玻璃体

53. 眼 视神经 视觉中枢

54. 晶状体 晶状体变凸 瞳孔缩小 双眼会聚

55. 收缩 变凸 增强

56. 近视眼 远视眼 散光眼 凹透镜 凸透镜 柱面形透镜

57. 中央凹 周边

58. 较短 较长

59. 维生素 A 视紫红质

60. 视锥细胞

61. 中脑顶盖前区

62. 视锥 视杆

63. 后

64. 减弱 远

65. 视锥细胞 视杆细胞

66. 外耳 中耳 内耳

67. 视近物时，眼的调节包括以下三方面：①晶状体调节：视近物时，通过反射使睫状肌收缩，睫状小带放松，晶状体变凸，从而使晶状体的折光能力增加，将近处的辐散光线聚焦在视网膜上形成清晰的物像。②瞳孔近反射：视近物时，双侧瞳孔反射性缩小，以减少进入眼内的光线量和减少折光系统的球面像差与色像差，使视网膜成像更清晰。③双眼会聚：视近物时，两眼的视轴同时向鼻侧聚合，使近处物像落在两眼视网膜的相称点上，产生单一的清晰视觉。

68. 视网膜上的感光细胞分视锥细胞和视杆细胞两种。其分布及功能如下：①视锥细胞：密集于视网膜中央凹。其功能是司管明视觉与色觉，对物体的分辨力强，光敏度差。②视杆细胞：主要分布在视网膜周边部。其功能是感受弱光，无色觉，光敏度高，对物体的分辨力差。

69. 声波传入内耳的途径有气传导和骨传导。

气传导：①声波经外耳道→鼓膜→听骨链→卵圆窗→前庭阶（外淋巴）→蜗管内淋巴，此为正常气导；②声波直接经中耳鼓室→圆窗→鼓阶（外淋巴）→蜗管内淋巴，此为病理气导。

骨传导：声波经颅骨→骨迷路→鼓阶与前庭阶（外淋巴）→蜗管内淋巴。

四、题 例 解 析

【A₁型题】

1. 下列关于正常人眼的调节的叙述正确的是

  A. 视远物时需调节才能清晰地成像于视网膜

  B. 晶状体变凸使物像后移成像于视网膜

  C. 近点越近，说明眼的调节能力越差

  D. 眼的调节主要靠两眼球会聚来完成

  E. 视近物晶状体变凸通过反射来完成

参考答案解析：（E）

当人眼视远物（6m 以外）时，从物体上发出的光线对眼来说相当于平行光线，对正常眼不需要调节，经折射后正好在视网膜上成像。当物体在 6m 以内时，光线相当于发散光，物像落在视网膜之后，需经过眼的调节才能形成清晰的物像。人眼的调节方式包括晶状体变凸、瞳孔缩小和双眼会聚，以晶状体调节为主。视近物时晶状体变凸，使物像前移成像于视网膜上；且晶状体变凸是通过反射来实现的，晶状体弹性的大小反映眼的调节能力，一般用近点来表示。近点越近，表示晶状体的弹性越好，说明眼的调节能力越好，故答案 E 正确。

【X 型题】

2. 传音性耳聋是

  A. 多由外耳道或中耳病变引起   B. 多由耳蜗病变引起

  C. 气导大于骨导   D. 骨导大于气导

  E. 气导与骨导均受损

参考答案解析：（AD）

声波传入内耳的途径有两条。气传导：①声波经外耳道→鼓膜→听骨链→卵圆窗→前庭阶（外淋巴）→蜗管内淋巴；②声波直接经中耳鼓室→圆窗→鼓阶（外淋巴）→蜗管内淋巴。骨传导：声波经颅骨→骨迷路→鼓阶与前庭阶（外淋巴）→蜗管内淋巴。传音性耳聋又称为传导性耳聋，是由于外界声音传入内耳的途径受到障碍而导致的耳聋。病变部位常见的是外耳道、中耳及卵圆窗、圆窗。由于患侧气导减弱，骨导正常，任内试验可见患侧骨导大于气导，故答案 AD 正确。

（黄霞丽）

▶ 第十章

神经系统的功能 ◀

一、学 习 纲 要

【掌握】 神经纤维兴奋传导的特征；突触的概念，突触传递的过程和特征，兴奋性突触后电位和抑制性突触后电位；特异投射系统和非特异投射系统的概念和功能；去大脑僵直的概念；脊髓休克的概念；牵张反射的概念、类型和机制；锥体系与锥体外系的概念及其对躯体运动的调节功能；自主神经系统的概念；交感神经和副交感神经的结构和功能特征；交感神经与副交感神经的主要功能；自主神经系统的递质及其受体。

【熟悉】 神经纤维的轴浆运输，神经的营养效应；中枢神经元的联系方式；突触前抑制与突触后抑制的概念及发生机制；脊髓的感觉传导功能；内脏痛与牵涉痛；屈肌反射与交叉伸肌反射；脑干对肌紧张的调节；小脑对躯体运动的调节，基底神经节对躯体运动的调节；大脑皮层对躯体运动的调节；下丘脑对内脏活动的调节；条件反射与非条件反射的概念；条件反射形成过程；第一信号与第二信号的概念；条件反射的消退和分化；正常脑电图波形。

【了解】 神经元的结构和功能；神经纤维的分类、传导兴奋的速度；突触的基本结构和分类；电突触；中枢神经递质；递质的合成、释放和失活；丘脑的三类核群在感觉传导方面的作用；脊髓的运动神经元和运动单位；丘脑的感觉功能；皮肤痛觉；大脑皮层的语言中枢；脑电波形成的机制；睡眠与觉醒。

二、知 识 旁 引

10-1 非定向突触传递（非突触性化学传递）

应用荧光组织化学方法研究发现，单胺类递质的神经元的轴突末梢有许多分支，在分支上有大量的曲张体。但是，曲张体并不与突触后神经元或效应细胞直接接触，而是位于它们的附近。当神经冲动抵达曲张体时，递质从曲张体释放出来，通过弥散作用到突触后细胞膜的受体，产生传递效应。由于这种化学传递不是通过经典的突触进行的，因此称为非突触性化学传递。这种传递方式，在中枢神经系统内和交感神经节后纤维上都存在。

非突触性化学传递特点：①不存在突触前膜与后膜的特化结构。②不存在一对一的支配关系，一个曲张体能支配较多的效应器细胞。③曲张体与效应器细胞间的距离一般大于20nm，远的可达几十微米。④递质扩散距离较远，因此传递所需时间可大于1s。⑤释放的递质能否产生效应，取决于效应器细胞上有无相应受体。

10-2 神经胶质细胞

神经胶质细胞简称胶质细胞，广泛分布于中枢和周围神经系统中。在人类的中枢神经系统中，胶质细胞主要有星形胶质细胞、少突胶质细胞、小胶质细胞三类，其数量为神经元的 10～50 倍，而总体积与神经元的总体积大致相同。在周围神经系统中，胶质细胞主要有形成髓鞘的施万细胞和位于神经节内的卫星细胞等。

胶质细胞的特征：有突起，但不分树突和轴突；胶质细胞之间有低电阻的缝隙连接；分裂能力较强；不能产生动作电位。胶质细胞的主要功能有：支持和引导神经元的迁移；修复与再生作用；免疫应答作用；形成髓鞘和屏障作用；物质代谢和营养作用；参与某些活性物质的代谢；稳定细胞外的 K^+ 浓度等功能。

近年研究发现，胶质细胞与癫痫、帕金森病、Alzheimer 病、多发性硬化症、缺血性脑白质疏松症、创伤性脊髓损伤等神经元变性疾病密切相关。

10-3 舞蹈病

舞蹈病又称为亨廷顿病，患者的主要表现为头部和上肢出现不自主的舞蹈样动作，肌张力也降低。舞蹈病的主要病变部位在新纹状体。正常情况下，黑质多巴胺能神经元上行达新纹状体的信息影响新纹状体内胆碱能神经元和 γ-氨基丁酸能神经元的活动，而 γ-氨基丁酸能神经元的下行纤维对黑质多巴胺能神经元产生反馈抑制作用。新纹状体病变导致其内部的胆碱能神经元和 γ-氨基丁酸能神经元的功能减退，使黑质多巴胺能神经元功能相对亢进而出现舞蹈病症状。临床上用利血平消耗多巴胺递质，可以缓解舞蹈病患者的症状。

10-4 疼痛时的身心反应

疼痛是临床上最常见的症状之一，患者往往是因为感觉到身体有明显的疼痛而就医。疼痛不同于其他感觉，常伴有心率增快、血压升高、呼吸急促等生理变化。剧烈疼痛可使心脏的活动减弱、血压下降，甚至引起休克。同时，疼痛常伴随焦虑、烦躁、惊恐等情绪反应。疼痛的主观体验及所伴随的各种反应，常因机体当时的功能状态、心理情境和所处的环境不同而有很大差别。如在战场上，战士负伤当时往往不觉明显疼痛，而同样程度的创伤在平时就会疼痛难忍。临床证明，给某些疼痛患者使用安慰剂（如用生理盐水代替止痛剂），可使疼痛暂时缓解，说明心理活动对疼痛有很大影响。

10-5 神经-肌接头兴奋传递与临床实践

肉毒杆菌能选择性阻止神经末梢释放乙酰胆碱，引起神经-肌接头兴奋传递阻滞，故中毒者可出现肌肉麻痹。

筒箭毒碱能与乙酰胆碱竞争终板膜 N_2 受体，阻断神经-肌接头兴奋传递。故筒箭毒碱作为肌肉松弛剂，在外科手术中应用较多。

重症肌无力患者神经-肌接头处突触后膜上的胆碱能受体数目减少，受体部位存在抗胆碱能受体的抗体，且突触后膜上有 IgG 和 C_3 复合物的沉积，使得肌肉难以兴奋，出现肌肉收缩无力甚至瘫痪。

有机磷中毒可使胆碱酯酶失活，乙酰胆碱不能及时被水解，在接头间隙堆积，并持续作用于终板膜 N_2 受体，使肌肉持续兴奋、收缩。所以有机磷中毒患者可出现肌肉痉挛等一系列中毒症状。解磷定可恢复胆碱酯酶活性，是有机磷中毒的特效解毒药。

三、能 力 训 练

（一）选择题

【A_1 型题】

1. 人体内最重要的调节系统是

    A. 内分泌系统   B. 神经系统   C. 免疫系统

    D. 循环系统   E. 生殖系统

2. 神经元兴奋时，首先产生动作电位的部位是

    A. 胞体   B. 树突   C. 轴突

    D. 轴突始段   E. 轴突末梢

3. 关于神经纤维传导兴奋的特征，**不正确**的是

    A. 结构的完整性   B. 功能的完整性   C. 单向传导

    D. 绝缘性   E. 相对不疲劳性

4. 关于神经纤维的论述，**不正确**的是

    A. 具有传导兴奋的功能

    B. 神经纤维主要指轴突而言

    C. 传导速度最慢的是 B 类纤维

    D. 传导速度最快的是 Ⅰ 类或 Aα 类纤维

    E. 根据纤维直径和来源分为 Ⅰ、Ⅱ、Ⅲ 和 Ⅳ 四类

5. 神经冲动抵达末梢时，引起递质释放主要是下列哪种离子的作用

    A. Na^+ B. K^+ C. Cl^-

    D. Ca^{2+} E. Mg^{2+}

6. 兴奋性突触后电位（EPSP）的产生是由于突触后膜对下列哪种离子的通透性增加所致

    A. K^+ B. Cl^-

    C. Ca^{2+} D. Na^+ 和 K^+，尤其是 Na^+

    E. Cl^- 和 K^+，尤其是 Cl^-

7. 抑制性突触后电位（IPSP）的产生是由于突触后膜对下列哪种离子的通透性增加所致

    A. K^+ B. Cl^-

    C. Ca^{2+} D. Na^+ 和 K^+，尤其是 Na^+

    E. Cl^- 和 K^+，尤其是 Cl^-

8. EPSP 和 IPSP 的共同特征是

    A. 突触前膜均去极化   B. 突触后膜均去极化

    C. 突触前膜释放的递质性质一样   D. 突触后膜对离子通透性一样

    E. 产生突触后电位的最终效应一样

9. 化学性突触传递的特征中，下列哪一项是**错误**的

    A. 总和   B. 易疲劳   C. 双向传递

    D. 中枢延搁   E. 对内环境变化敏感

10. 在反射弧中，最易出现疲劳的部位是

    A. 感受器   B. 传入神经   C. 反射中枢中的突触

    D. 传出神经   E. 效应器

11. 完成一个反射所需时间的长短主要取决于

    A. 刺激的强弱和性质   B. 感受器的敏感性

    C. 传入和传出纤维的传导速度   D. 经过的中枢突触数目

E. 效应器的敏感性

12. 突触后抑制时，下列哪种情况**不会**出现
    A. 突触前膜释放递质　　　　　　　B. 递质与突触后膜受体结合
    C. 突触后膜超极化　　　　　　　　D. 突触后膜去极化
    E. 突触后膜兴奋性降低

13. 突触前抑制的发生是由于
    A. 突触前膜兴奋性递质释放量减少　　B. 突触前膜兴奋性递质释放量增多
    C. 突触前膜抑制性递质释放量增多　　D. 中间抑制性神经元兴奋的结果
    E. 突触后膜超极化

14. 下列哪个是躯体感觉的中继站
    A. 内侧膝状体　　　　　　B. 外侧膝状体　　　　　　C. 联络核
    D. 丘脑前核　　　　　　　E. 腹后核

15. 特异投射系统的主要功能是
    A. 引起特定感觉并激发大脑皮层发出神经冲动
    B. 维持大脑皮层的兴奋状态
    C. 调节内脏功能
    D. 协调肌紧张
    E. 维持觉醒

16. 非特异投射系统的主要功能是
    A. 引起特定感觉并激发大脑皮层发出神经冲动
    B. 维持大脑皮层的兴奋状态
    C. 调节内脏功能
    D. 协调肌紧张
    E. 维持睡眠

17. 体表感觉的皮层代表区主要位于
    A. 中央前回　　　　　　　B. 中央后回　　　　　　　C. 边缘系统
    D. 颞叶皮层　　　　　　　E. 岛叶皮层

18. 下列哪一项是内脏痛的主要特点
    A. 刺痛　　　　　　　　　B. 定位不准确　　　　　　C. 必有牵涉痛
    D. 对电刺激敏感　　　　　E. 对牵拉不敏感

19. 突然横断脊髓后，离断水平以下的随意运动将
    A. 不变　　　　　　　　　B. 暂时性增强　　　　　　C. 暂时性减弱甚至消失
    D. 永久增强　　　　　　　E. 永久丧失

20. 下列哪一项**不属于**脊髓休克的表现
    A. 大小便失禁
    B. 血压下降
    C. 发汗反射消失
    D. 断面以下脊髓反射活动消失
    E. 断面以下脊髓支配的骨骼肌肌紧张降低

21. 叩击肌腱引起相连的同一块肌肉收缩，属于

A. 肌紧张   B. 腱反射   C. 姿势反射

D. 屈肌反射   E. 多突触反射

22. 临床应用局麻药主要干扰了神经纤维的

A. 结构完整性   B. 功能完整性   C. 结构和功能的完整性

D. 绝缘性   E. 相对不疲劳性

23. 在中脑上、下丘之间切断脑干的动物将出现

A. 脊髓休克   B. 去大脑僵直   C. 肢体麻痹

D. 腱反射加强   E. 动作不精确

24. 人的小脑损伤后,肌紧张会出现

A. 不变   B. 降低   C. 增强

D. 先增强,后降低   E. 先降低,后增强

25. 左侧大脑皮层中央后回损伤后,体表感觉障碍的部位是

A. 右半身   B. 左半身   C. 左侧头面部

D. 右侧头面部   E. 双侧头面部

26. 自主神经对下列哪种器官的作用是非拮抗性的

A. 唾液腺   B. 心肌   C. 支气管平滑肌

D. 小肠平滑肌   E. 虹膜平滑肌

27. 交感和副交感神经节前纤维释放的递质是

A. 去甲肾上腺素   B. 乙酰胆碱   C. 肾上腺素

D. 多巴胺   E. 5-羟色胺

28. 下列哪一类神经纤维属于肾上腺素能神经

A. 副交感神经节前纤维   B. 副交感神经节后纤维

C. 大部分交感神经节后纤维   D. 躯体运动神经纤维

E. 交感神经节前纤维

29. 以下不同受体对应的阻断剂正确的是

A. α受体-阿托品   B. β受体-普萘洛尔(心得安)

C. M受体-六烃季胺   D. N_2受体-酚妥拉明

E. N_1受体-筒箭毒碱

30. 瞳孔对光反射中枢位于

A. 脊髓   B. 延髓   C. 脑桥

D. 中脑   E. 下丘脑

31. 关于脊髓和低位脑干的说法,**错误**的是

A. 脊髓是内脏反射活动的初级中枢

B. 脊髓中枢可以完成基本的生物反射,如发汗反射、排尿反射等

C. 脊髓有生命中枢之称

D. 许多基本生命现象反射调节在延髓完成

E. 脑桥有角膜反射中枢

32. 下列关于语言优势半球的叙述,**错误**的是

A. 是人和动物共有的一种现象

B. 与一定的遗传因素有关

C. 主要是后天形成的

D. 往往集中在一侧大脑半球

E. 成人优势半球受损，常有语言障碍

33. 慢波睡眠的特征

    A. 脑电图呈现去同步化快波　　　　　B. 生长激素分泌减少

    C. 多梦　　　　　　　　　　　　　　D. 心率、呼吸加快，血压升高

    E. 促进生长，促进体力恢复

34. 异相睡眠的生物学意义是

    A. 促进细胞增殖和成熟　　　　　　　B. 促进生长

    C. 促进记忆和幼儿神经系统成熟　　　D. 促进食欲和消化

    E. 促进体力恢复

35. 谈论酸梅时引起唾液分泌是

    A. 第一信号系统的活动　　　　　　　B. 第二信号系统的活动

    C. 非条件反射　　　　　　　　　　　D. 自身调节活动

    E. 应激反应

【A_2 型题】

36. 男性，64 岁，肝破裂。在手术过程中应用美洲筒箭毒碱作为肌肉松弛剂是由于

    A. 它和乙酰胆碱竞争终板膜上的 N_2 受体

    B. 它增加接头前膜对 Mg^{2+} 的通透性

    C. 抑制 Ca^{2+} 进入接头前膜

    D. 抑制囊泡移向接头前膜

    E. 抑制终板膜的离子通道开放

37. 男性，36 岁，车祸损伤中脑头端网状结构，患者会处于下列哪种状态

    A. 脊髓休克　　　　　B. 去大脑僵直　　　　　C. 运动共济失调

    D. 觉醒　　　　　　　E. 昏睡

38. 女性，80 岁，脑栓塞。患者表现为能说、能看、能写、听不懂话，栓塞部位可能是

    A. Broca 区　　　　　B. 角回　　　　　　　C. 颞上回后部

    D. 额中回后部　　　　E. 额中回前部

39. 女性，38 岁，妇科手术时不慎损伤盆神经，患者术后表现为

    A. 尿痛　　　　　　　B. 尿急　　　　　　　C. 尿频

    D. 尿潴留　　　　　　E. 尿失禁

40. 男性，24 岁，右前臂外伤，将皮肤，肌肉和正中神经切断。右手拇指、食指及中指不能运动。经外科手术抢救并用显微外科手术缝合神经，下列哪一种情况表明正中神经已完全恢复正常

    A. 正中神经支配的肌肉不萎缩

    B. 正中神经支配的肌肉有自发收缩

    C. 正中神经支配的肌肉可随意收缩

    D. 电刺激肘部正中神经可在腕部正中神经处记录到动作电位

    E. 神经冲动跨过缝接的神经的传导速度正常

【B₁ 型题】

(41~44 题共用备选答案)

    A. 乙酰胆碱   B. 多巴胺   C. 去甲肾上腺素

    D. 5-羟色胺   E. 甘氨酸

41. 支配汗腺的交感神经释放的递质是

42. 支配骨骼肌的躯体运动神经释放的递质为

43. 黑质-纹状体投射系统中的主要递质是

44. 心交感神经节后纤维释放的递质是

(45~47 题共用备选答案)

    A. 辐散式   B. 聚合式   C. 环式

    D. 链锁式   E. 单线式

45. 能产生兴奋总和效应的神经元联系方式为

46. 后发放的结构基础是

47. 回返性抑制的结构基础是

(48~51 题共用备选答案)

    A. 动作电位   B. 阈电位   C. 后电位

    D. 去极化   E. 超极化

48. EPSP 突触后膜上发生的电位变化是

49. IPSP 突触后膜上发生的电位变化是

50. 突触前抑制时，γ-氨基丁酸引起的是

51. 沿神经纤维传导的电位变化是

(52~55 题共用备选答案)

    A. 中央后回   B. 中央前回   C. 颞叶皮层

    D. 枕叶皮层   E. 边缘叶

52. 视觉代表区位于

53. 听觉代表区位于

54. 体表感觉代表区主要位于

55. 人类的皮层运动区主要位于

(56~60 题共用备选答案)

    A. 心前区、左肩和左上臂   B. 右肩胛部

    C. 脐周和上腹部   D. 左上腹和肩胛间

    E. 腹股沟区

56. 心肌缺血牵涉痛的部位是

57. 胆囊炎牵涉痛的部位是

58. 阑尾炎牵涉痛的部位是

59. 胃溃疡牵涉痛的部位是

60. 肾结石牵涉痛的部位是

【X 型题】

61. 影响神经纤维传导速度的因素有

    A. 温度   B. 有无髓鞘   C. 纤维长度

D. 纤维直径　　　　　　　E. 动物进化程度

62. 神经的营养性作用
    A. 由神经生长因子实现
    B. 与轴浆运输有关
    C. 与神经冲动关系不大
    D. 正常情况下不易被觉察
    E. 由神经末梢释放的营养性因子实现

63. 关于轴浆运输的叙述，正确的是
    A. 具有逆向运输方式　　　　　　B. 具有顺向运输方式
    C. 缺 O_2 对轴浆运输无影响　　　D. 神经营养因子逆向运输方式
    E. 狂犬病病毒逆向运输方式

64. 化学性突触的结构特点是
    A. 由突触前膜、突触间隙和突触后膜构成
    B. 前膜和后膜较一般细胞膜稍增厚
    C. 突触前膜内含有大量囊泡
    D. 囊泡中含神经递质
    E. 突触后膜上有受体

65. 关于化学性突触传递特征的叙述，正确的是
    A. 只能从突触前神经元传向突触后神经元
    B. 需要的时间与神经冲动传导差不多
    C. 可以发生总和
    D. 传入和传出神经的冲动频率往往一致
    E. 极易受内环境变化的影响

66. 影响突触前膜递质释放量的因素有
    A. 动作电位的传导速度　　　　　B. 动作电位的幅度
    C. 进入突触前膜的 Ca^{2+} 的数量　D. 递质囊泡的大小
    E. 释放递质的囊泡数量

67. 对突触后抑制叙述正确的是
    A. 必须通过抑制性中间神经元才能实现
    B. 突触后膜呈超极化
    C. 结构基础是轴-轴突触
    D. 包括传入侧支性抑制
    E. 包括回返性抑制

68. 突触前抑制与突触后抑制相比，其特点是
    A. 结构基础是轴-轴突触　　　　B. 多见于传入通路
    C. 突触后膜去极化　　　　　　　D. 潜伏期时间均较长
    E. 突触前膜释放兴奋性递质

69. 有关特异投射系统的叙述，正确的是
    A. 点对点地投射到大脑皮层的特定区域
    B. 引起特定感觉

C. 激发大脑皮层发出神经冲动

D. 维持大脑皮层的兴奋状态

E. 主要终止于皮层的第四层细胞

70. 非特异投射系统的特点是

A. 弥散地投射到大脑皮层的广泛区域

B. 经下丘脑感觉接替核换元

C. 是不同感觉的共同上行途径

D. 可维持或改变大脑皮层的兴奋性

E. 与大脑皮层形成一对一的投射

71. 下列各项中属于胆碱能纤维的是

A. α运动神经元传出纤维　　　　　　B. γ运动神经元传出纤维

C. 骨骼肌交感舒血管纤维　　　　　　D. 支配内脏的所有传出神经

E. 支配汗腺的交感神经节后纤维

72. 下列哪些情况使肌梭传入冲动增多

A. 梭外肌作等长收缩　　　　　　　　B. 梭外肌作等张收缩

C. 牵拉肌腱　　　　　　　　　　　　D. γ运动神经元兴奋

E. α运动神经元兴奋

73. 关于痛觉的叙述，正确的是

A. 快痛由 Aδ 类纤维传导　　　　　　B. 慢痛由 C 类纤维传导

C. 快痛定位明确　　　　　　　　　　D. 快痛常伴有自主神经系统的反应

E. 快痛产生和消失迅速

74. 内脏痛的主要特点是

A. 疼痛缓慢、持久

B. 对痛的定位不准确

C. 对牵拉、痉挛、缺血、炎症刺激敏感

D. 可以引起牵涉痛

E. 与皮肤痛一样，有快痛和慢痛之分

75. 脊髓休克后脊髓反射恢复的特征为

A. 低等动物恢复快　　　　　　　　　B. 人类不能恢复

C. 腱反射恢复快　　　　　　　　　　D. 对侧伸肌反射恢复较慢

E. 随意运动不能恢复

76. 下列哪些为腱反射和肌紧张的共同点

A. 都是牵拉肌腱引起的　　　　　　　B. 感受器、中枢和传出神经都一样

C. 都使受牵拉的同一肌肉发生收缩　　D. 都属于多突触反射

E. 都引起躯体明显的位移

77. 下列哪些反射属于牵张反射

A. 肌紧张　　　　　　　B. 跟腱反射　　　　　　C. 肱二头肌反射

D. 肱三头肌反射　　　　E. 膝跳反射

78. 与基底神经节损害有关的疾病为

A. 舞蹈症　　　　　　　B. 遗忘症　　　　　　　C. 帕金森病

D. 肌无力综合征　　　　　E. 小儿麻痹症

79. 关于小脑对躯体运动调节作用的叙述，正确的是
   A. 调节肌紧张　　　　　　　B. 维持身体平衡
   C. 协调随意运动　　　　　　D. 小脑受损可出现肌张力增加
   E. 发动随意运动

80. 自主神经系统对内脏活动调节的特点有
   A. 一般有持久的紧张性作用
   B. 均有双重神经支配
   C. 双重神经支配的作用始终是拮抗的
   D. 调节作用与效应器功能状态有关
   E. 均通过释放递质与相应受体结合而发挥作用

81. 交感神经的主要功能是
   A. 心率加快　　　　B. 瞳孔扩大　　　　C. 支气管平滑肌舒张
   D. 膀胱括约肌收缩　E. 胃肠运动加强

82. 副交感神经兴奋时
   A. 心率减慢　　　　B. 瞳孔缩小　　　　C. 胃肠运动加强
   D. 糖原分解增加　　E. 胰岛素分泌增加

83. 胆碱能 N 型受体
   A. 位于副交感神经支配的效应器细胞膜上
   B. 位于神经节突触后膜上
   C. 位于骨骼肌细胞膜上
   D. 可被阿托品阻断
   E. 可被筒箭毒碱阻断

84. 胆碱能 M 受体
   A. 位于骨骼肌的肌膜上
   B. 位于神经节突触后膜上
   C. 可被阿托品阻断
   D. 位于副交感神经支配的大部分效应器细胞膜上
   E. 位于汗腺上

85. 交感神经的特征包括
   A. 分为节前纤维和节后纤维
   B. 支配几乎所有脏器
   C. 具有紧张性活动
   D. 应急反应中活动加强
   E. 活动加强时，常伴胰岛素分泌增多

86. 副交感神经的特征包括
   A. 节前纤维长，节后纤维短　　B. 支配所有脏器
   C. 具有紧张性活动　　　　　　D. 刺激节前纤维时反应比较局限
   E. 在应急反应中活动明显加强

87. 下丘脑的功能有

A. 调节激素分泌   B. 参与情绪反应   C. 调节水平衡

D. 调节摄食   E. 感觉投射

88. 大脑优势半球

A. 为语言功能占优势的那侧大脑半球

B. 多为左侧大脑半球

C. 与习惯用右手有关

D. 少年时受损可在对侧重建

E. 是后天形成的

89. 关于脑电图的叙述，正确的是

A. α波见于觉醒或紧张活动时

B. β波见于闭目安静时

C. θ波可见于困倦入睡时

D. δ波常见于婴儿期

E. α波阻断出现在睁眼或接受其他刺激时

90. 睡眠和觉醒相比较

A. 血压下降，心率减慢   B. 血液中生长激素水平更低

C. 对刺激的反应敏感性降低   D. 瞳孔扩大

E. 代谢降低

（二）名词解释

91. 神经冲动   92. 神经的功能性作用   93. 神经的营养性作用   94. 轴浆运输 95. 突触   96. 突触传递   97. 突触后电位   98. 兴奋性突触后电位   99. 抑制性突触后电位   100. 神经递质   101. 突触后抑制   102. 突触前抑制   103. 特异投射系统   104. 非特异投射系统   105. 牵涉痛   106. 运动单位   107. 脊髓休克   108. 牵张反射   109. 腱反射   110. 肌紧张   111. 锥体系   112. 锥体外系   113. 去大脑僵直   114. 自发脑电活动   115. 皮层诱发电位   116. 慢波睡眠   117. 异相睡眠   118. 条件反射   119. 优势半球   120. 第二信号系统

（三）填空题

121. 神经纤维传导兴奋的速度与神经纤维的_____、_____和_____有密切关系。

122. 神经纤维传导兴奋的特征有_____、_____、_____和_____。

123. 神经对其所支配的组织能发挥_____和_____两方面的作用。

124. EPSP 的产生是由于突触后膜对_____和_____的通透性增加，尤其是对_____的通透性增加，从而导致突触后膜出现_____。

125. IPSP 的产生主要是由于突触后膜对_____的通透性增加，从而导致突触后膜出现_____。

126. 根据信息传递方式的不同，突触可分为_____和_____。

127. 突触后抑制是由_____神经元引起的一种抑制，突触后膜表现为_____极化。

128. 中枢兴奋传递的特征是_____、_____、_____、_____、_____和_____。

129. 丘脑的核团分为_____、_____和_____三大类。

130. 神经元之间的联系方式主要有_____、_____、_____、_____和_____。

131. 快痛由_____纤维传导，慢痛由_____纤维传导。

132. 抑制肌紧张的中枢部位有_____、_____、_____、_____；易化肌紧张的中枢部位有_____、_____、_____。

133. 动物在中脑上、下丘之间横断脑干后，出现_____肌紧张性亢进的现象，称为_____。

134. 根据小脑的传入、传出纤维联系，可将小脑分为_____、_____和_____三个功能部分；其中维持身体平衡的主要是_____。

135. 帕金森病临床表现为运动_____而肌紧张_____，其病变部位主要在_____；舞蹈病临床表现为运动_____而肌紧张_____，其病变部位主要在_____。

136. 交感神经兴奋时，心率_____，支气管平滑肌_____，瞳孔_____。

137. 副交感神经兴奋时，心率_____，支气管平滑肌_____，瞳孔_____。

138. 骨骼肌神经-肌接头的终板膜上存在_____受体，副交感节后纤维支配的效应器细胞上存在_____受体。

139. 肾上腺素能受体分为_____和_____两类，其中_____受体与递质结合引起的平滑肌效应以兴奋为主。

140. 正常成人脑电图四种基本波形分别为_____、_____、_____和_____。其中_____波为新皮层紧张活动时的脑电波。

141. 在慢波睡眠时，脑电波呈现_____波；而在异相睡眠时，脑电波呈现_____波。

142. 损伤额中回后部接近中央前回手部代表区、Broca区、颞上回后部、角回，可分别引起_____症、_____症、_____症和_____症。

(四) 简答题

143. 神经纤维传导兴奋的特征有哪些？

144. 简述特异投射系统与非特异投射系统的概念、特点及功能。

145. 简述内脏痛的特点。

146. 何谓脊髓休克？脊髓休克的产生和恢复说明了什么？

147. 简述腱反射与肌紧张的区别。

148. 何谓去大脑僵直？其产生机制如何？

149. 睡眠可分为哪两个时相？试比较两种睡眠时相的特点及其生理意义。

150. 何谓胆碱能纤维和肾上腺素能纤维？分别包括哪些神经纤维？

(五) 论述题

151. 试述经典突触传递的过程。

152. 试比较经典化学突触传递与电突触传递的区别。

153. 试述突触后抑制与突触前抑制的区别。

154. 何谓自主神经系统？试述其功能特征。

155. 试述下丘脑的主要功能。

（六）参考答案

1. B	2. B	3. C	4. C	5. D
6. D	7. E	8. A	9. C	10. C
11. D	12. D	13. A	14. E	15. A
16. B	17. B	18. B	19. E	20. A
21. B	22. B	23. B	24. B	25. A
26. A	27. B	28. C	29. B	30. D
31. C	32. A	33. E	34. C	35. B
36. A	37. E	38. C	39. D	40. A
41. A	42. A	43. B	44. C	45. B
46. C	47. C	48. D	49. E	50. D
51. A	52. D	53. C	54. A	55. B
56. A	57. B	58. C	59. D	60. E
61. ABD	62. ABDE	63. ABDE	64. ABCDE	65. ACE
66. BCE	67. ABDE	68. ABCDE	69. ABCE	70. ACD
71. ABCE	72. CD	73. ABCE	74. ABCD	75. ACDE
76. ABC	77. ABCDE	78. AC	79. ABC	80. ADE
81. ABCD	82. ABCE	83. BCE	84. CDE	85. ABCD
86. ACD	87. ABCD	88. ABCDE	89. CDE	90. ACE

91. 神经冲动：在神经纤维上传导着的兴奋或动作电位称为神经冲动，简称冲动。

92. 神经的功能性作用：神经纤维将兴奋传到神经末梢，通过释放神经递质来改变受支配组织的功能活动，这种作用称为神经的功能性作用。

93. 神经的营养性作用：神经末梢经常释放某些营养性因子，调整受支配组织内在的代谢活动，持久影响该组织的结构和生理功能，这种作用称为神经的营养性作用。

94. 轴浆运输：在轴突内借助轴浆流动运输物质的现象称为轴浆运输。

95. 突触：是神经元与神经元之间、神经元与效应器之间发生功能接触的部位。

96. 突触传递：突触前神经元的信息传递到突触后神经元的过程称为突触传递。

97. 突触后电位：突触前膜释放递质导致突触后膜发生去极化或超极化的电位变化，这种电位变化称为突触后电位。

98. 兴奋性突触后电位：突触后膜在递质作用下产生的局部去极化电位变化称为兴奋性突触后电位。

99. 抑制性突触后电位：突触后膜在递质作用下产生的局部超极化电位变化称为抑制性突触后电位。

100. 神经递质：神经递质是指由神经元合成，突触前膜释放，能特异性作用于突触后膜受体，并产生突触后电位的信息传递物质。

101. 突触后抑制：由突触后神经元产生抑制性突触后电位而发生的抑制称为突触后抑制。

102. 突触前抑制：通过改变突触前膜的活动而使突触后神经元兴奋活动减弱的现象称为突触前抑制。

103. 特异投射系统：是指丘脑的特异感觉接替核及其投射到大脑皮层的传导束。

104. 非特异投射系统：是指丘脑的非特异投射核及其投射到大脑皮层的传导束。

105. 牵涉痛：内脏疾患引起体表特定部位发生疼痛或痛觉过敏的现象称为牵涉痛。

106. 运动单位：由一个 α 运动神经元及其所支配的全部肌纤维组成的功能单位称为运动单位。

107. 脊髓休克：当脊髓与高位中枢突然离断后，断面以下的脊髓会暂时丧失反射活动能力而进入无反应的状态，这种现象称为脊髓休克，简称脊休克。

108. 牵张反射：骨骼肌受到外力牵拉而伸长时，能反射性地引起受牵拉的同一肌肉收缩，称为牵张反射。

109. 腱反射：是指快速牵拉肌腱时发生的牵张反射。

110. 肌紧张：是指缓慢持续牵拉肌腱时发生的牵张反射。

111. 锥体系：是指由皮层神经元发出并经延髓锥体抵达对侧脊髓前角的皮层脊髓束和抵达脑神经运动核的皮层脑干束。

112. 锥体外系：是指锥体系以外的影响和控制躯体运动的一切传导路径。

113. 去大脑僵直：在中脑上、下丘之间切断脑干后，动物出现四肢伸直、头尾昂起、脊柱挺硬等伸肌（抗重力肌）过度紧张的现象，称为去大脑僵直。

114. 自发脑电活动：在无明显外来刺激情况下，大脑皮层经常性自发产生节律性的电位变化，称为自发脑电活动。

115. 皮层诱发电位：在外加刺激引起的感觉传入冲动激发下，大脑皮层的某一区域产生较为局限的电位变化，称为皮层诱发电位。

116. 慢波睡眠：脑电波呈现同步化慢波的睡眠时相称为慢波睡眠。

117. 异相睡眠：脑电波呈现去同步化快波的睡眠时相称为异相睡眠。

118. 条件反射：通过后天学习和训练而形成的反射称为条件反射。

119. 优势半球：是指主要管理语言活动功能的一侧大脑半球。

120. 第二信号系统：能对第二信号发生反应的大脑皮层功能系统称为第二信号系统。

121. 直径　有无髓鞘　温度

122. 完整性　绝缘性　双向性　相对不疲劳性

123. 功能性　营养性

124. Na^+　K^+　Na^+　局部去极化

125. Cl^-　超极化

126. 化学性突触　电突触

127. 抑制性中间　超

128. 单向传递　中枢延搁　总和　兴奋节律的改变　后发放　对内环境变化敏感和易疲劳

129. 特异感觉接替核　联络核　非特异投射核

130. 辐散式　聚合式　环路式　链锁式　单线式

131. Aδ 类　C 类

132. 大脑皮层运动区　纹状体　小脑前叶蚓部　网状结构抑制区　前庭核　小脑前叶两侧部　网状结构易化区

133. 抗重力（伸）　去大脑僵直

134. 前庭小脑　脊髓小脑　皮层小脑　前庭小脑

135. 过少　增强　中脑黑质　过多　降低　新纹状体

136. 加快　舒张　扩大

137. 减慢　收缩　缩小

138. N_2　M

139. α　β　α

140. α　β　θ　δ　β

141. 同步化慢　去同步化快

142. 失写　运动性失语　感觉性失语　失读

143. ①完整性：包括结构和功能上的完整性；②绝缘性：神经干内的每条纤维传导兴奋时一般互不干扰；③双向性：神经纤维上任何一点产生的动作电位可同时向两端传导；④相对不疲劳性：神经纤维的传导不容易发生疲劳。

144. ①特异投射系统是指丘脑特异感觉接替核及其投射到大脑皮层的神经通路，它具有点对点的投射关系，投射纤维主要终止于皮层的第四层，功能是引起特定感觉，并激发大脑皮层发出传出冲动；②非特异投射系统是指丘脑非特异投射核及其投射到大脑皮层的神经通路，特点是经多次换元，弥散性投射，与大脑皮层无点对点的关系，冲动无特异性，功能为维持和改变大脑皮层的兴奋状态。

145. ①定位不明确；②发生缓慢，持续时间较长；③对扩张刺激或牵拉刺激敏感，而对切割、烧灼等刺激不敏感；④常引起不愉快的情绪活动，并伴有恶心、呕吐和心血管及呼吸活动改变。

146. 当脊髓与高位中枢突然离断后，断面以下的脊髓会暂时丧失反射活动能力而进入无反应状态，这种现象称为脊髓休克。脊髓休克的产生与恢复，说明脊髓可以独立完成一些简单的反射活动，是最基本的躯体运动中枢；但在正常情况下，脊髓的活动受到高位中枢的调节和控制，并且动物进化越高级反射活动越复杂，则脊髓对高位中枢的依赖程度也就越大。

147.

	腱　反　射	肌　紧　张
性质	位相性牵张反射	紧张性牵张反射
定义	指快速牵拉肌腱发生的牵张反射	指缓慢持续牵拉肌腱发生的牵张反射
作用	受牵拉的肌肉快速收缩，产生动作	受牵拉的肌肉紧张性收缩，阻止被拉长
感受器	肌梭	肌梭
效应器	肌肉收缩速度快的快肌纤维	肌肉收缩速度慢的慢肌纤维
收缩特点	同步性快速收缩，表现为明显的动作，不能持久进行，易疲劳	持续性交替收缩，不表现为明显的动作，能持久进行，不易疲劳
反射类型	单突触反射	多突触反射
生理意义	辅助诊断某些疾病	维持姿势，辅助诊断某些疾病

148. 在中脑上、下丘之间切断脑干后，动物出现抗重力肌（伸肌）的肌紧张亢进，表现为四肢伸直，坚硬如柱，头尾昂起，脊柱挺硬，这一现象称为去大脑僵直。去大脑僵直的发生是因为切断了大脑皮层、纹状体等部位与网状结构的功能联系，造成易化区和抑制区之间的活动失衡，抑制区活动明显减弱，而易化区活动相对占优势的结果。

149. 睡眠可分为慢波睡眠和快波睡眠两个时相。

	慢波睡眠（正相睡眠、同步睡眠）	快波睡眠（异相睡眠、快速眼球运动睡眠）
脑电图	同步化高振幅慢波（α、δ、θ 波）	去同步化、低振幅快波（β 波）
快速眼球运动	少或无	特征
躯体运动	无	部分抽动
肌张力	四肢、颈后肌张力减退	显著降低
血压	较稳定，偏低	不稳定，发作性升高或降低
呼吸节律	缓慢而均匀	快而不规则
做梦	少	多
生理功能	生长激素分泌增加，有利于促进生长和体力恢复	脑内蛋白质合成加快，有利于幼儿神经系统的成熟，有利于建立新的突触联系，促进学习和精力恢复

150. 释放乙酰胆碱作为递质的神经纤维称为胆碱能纤维，释放去甲肾上腺素作为递质的神经纤维称为肾上腺素能纤维。胆碱能纤维包括：自主神经的节前纤维、副交感神经的节后纤维、支配汗腺的交感神经节后纤维和交感舒血管纤维、躯体运动神经纤维。肾上腺素能纤维指除支配汗腺的交感神经和骨骼肌舒血管纤维外的交感神经节后纤维。

151. 经典化学性突触传递的过程：

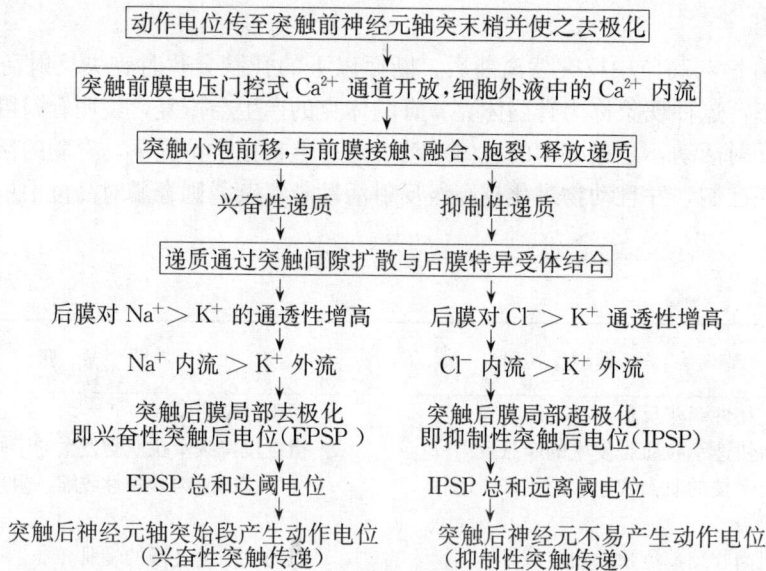

动作电位传至突触前神经元轴突末梢并使之去极化

突触前膜电压门控式 Ca^{2+} 通道开放,细胞外液中的 Ca^{2+} 内流

突触小泡前移,与前膜接触、融合、胞裂、释放递质

兴奋性递质　　　抑制性递质

递质通过突触间隙扩散与后膜特异受体结合

后膜对 $Na^+ > K^+$ 的通透性增高　　　后膜对 $Cl^- > K^+$ 通透性增高

Na^+ 内流 $> K^+$ 外流　　　Cl^- 内流 $> K^+$ 外流

突触后膜局部去极化　　　突触后膜局部超极化
即兴奋性突触后电位（EPSP）　　　即抑制性突触后电位（IPSP）

EPSP 总和达阈电位　　　IPSP 总和远离阈电位

突触后神经元轴突始段产生动作电位　　　突触后神经元不易产生动作电位
（兴奋性突触传递）　　　（抑制性突触传递）

152. 经典化学性突触传递与电突触传递的区别：

	经典化学性突触传递	电突触传递
神经递质	有神经递质参与	无神经递质参与
结构基础	突触前膜、突触间隙、突触后膜	缝隙连接
间隙距离	20~40nm	2~3nm
传递方向	单向性	双向性

续表

	经典化学性突触传递	电突触传递
传递速度	慢	快
常见部位	存在广泛	中枢神经系统内、视网膜
功能	根据不同的突触类型而定	促进神经元同步化活动

153. 突触后抑制与突触前抑制的区别：

	突触后抑制		突触前抑制
	传入侧支性抑制	回返性抑制	
机制	传入纤维在兴奋的同时，其侧支兴奋一中间抑制性神经元，后者释放抑制性递质，抑制另一中枢神经元，突触后膜产生超极化	中枢神经元兴奋时，轴突侧支兴奋一中间抑制性神经元，后者释放抑制性递质，抑制原来发生兴奋的神经元，突触后膜产生超极化	结构基础是轴-轴突触，通过改变突触前膜的活动，减少兴奋性递质释放，使突触后膜产生的去极化幅度减少
部位	脊髓运动神经元、脑内	闰绍细胞、海马、丘脑内	感觉传入通路
意义	协调不同中枢间的神经元活动	①使神经元活动及时终止；②使同一中枢内神经元的活动同步化	对于调节感觉传入活动有重要意义

154. 自主神经系统是指调节内脏功能的传出神经系统。可分为交感神经和副交感神经两大部分。其功能特征有：①双重支配：大多数内脏器官接受交感神经和副交感神经的双重支配。交感神经系统的活动比较广泛，常以整个系统来参加反应，副交感神经系统的活动则比较局限。②功能相互拮抗：在具有双重支配的器官中，交感和副交感神经的作用往往是相互拮抗的。当交感神经系统活动加强时，副交感神经系统的活动相对减弱，反之亦然，表现为协调一致的外周作用。③紧张性支配：自主神经对于所支配的内脏器官经常发放低频率的神经冲动，使效应器经常维持轻度的活动状态。④作用受效应器所处功能状态的影响：例如，交感神经对无孕子宫起抑制作用，而对有孕子宫可加强其运动。⑤对整体生理功能的意义：交感神经系统是一个应急系统，在环境急骤变化时，如缺 O_2、剧痛、寒冷、失血或紧张等情况时，交感活动增强，使心率加快，血压升高，血糖增高，以动员机体的潜在力量适应环境的急剧变化。副交感神经系统的主要功能在于保护机体，休整恢复，促进消化吸收，能量蓄积，加强排泄和生殖功能等。

155. ①摄食行为调节：下丘脑外侧区存在摄食中枢，腹内侧核存在饱中枢。②水平衡调节：下丘脑外侧区存在控制摄水的中枢；视上核、室旁核的神经元合成分泌抗利尿激素；下丘脑内存在渗透压感受器。③体温调节：下丘脑存在大量温度敏感神经元，是体温调节的基本中枢。④情绪反应的调节：如下丘脑内的"防御反应区"与恐惧和发怒反应有关。⑤对腺垂体激素分泌的调节：下丘脑促垂体区的神经元可合成多种下丘脑调节肽；下丘脑内的感受细胞感受血中激素浓度变化，反馈调节下丘脑调节肽的分泌。⑥生物节律控制：视交叉上核是日周期节律的控制中心；视网膜-视交叉上核束使体内日周期节律和外环境昼夜节律实现同步化。

四、题 例 解 析

【A₁型题】

1. 维持躯体姿势的最基本反射是

    A. 肌紧张　　　　　　B. 腱反射　　　　　　C. 屈肌反射

    D. 对侧伸肌反射　　　E. 翻正反射

参考答案解析：（A）

中枢神经系统通过对骨骼肌的肌紧张或相应运动的调节，以维持动物在空间的姿势，这种反射活动总称为姿势反射。肌紧张是维持躯体姿势最基本的反射活动。腱反射、屈肌反射和对侧伸肌反射是较简单的姿势反射。状态反射和翻正反射是较复杂的姿势反射，故答案 A 正确。

2. 下列哪类纤维神经冲动的传导速度最慢

    A. Aα 类　　　　　　B. Aβ 类　　　　　　C. Aδ 类

    D. B 类　　　　　　　E. C 类

参考答案解析：（E）

在生理情况，神经冲动的传导速度主要受纤维的直径大小、有无髓鞘的影响；在病理情况下，还可以受机械压力、冷冻、电流、化学药物等因素的影响。A 类和 B 类纤维有髓鞘，C 类纤维无髓鞘，故答案 E 正确。

【A₂型题】

3. 男性，57 岁，因交通事故损伤腰部，CT 诊断为脊髓半离断，患者可出现下列哪种情况

    A. 同侧痛觉障碍　　　　　　　　B. 对侧温度觉障碍

    C. 对侧深感觉障碍　　　　　　　D. 对侧浅感觉障碍

    E. 同侧痛、温度觉障碍

参考答案解析：（D）

脊髓半离断型（脊髓半切征）：病变侧损伤平面以下深感觉障碍及上运动神经元瘫痪，对侧损伤平面以下痛、温度觉缺失，又称 Brown-Sequard 综合征。浅感觉进入脊髓先交叉到对侧而后上升；深感觉进入脊髓先在同侧上升，到延髓再交叉。由于深、浅感觉传导路的交叉部位不同，故答案 D 正确。

【X型题】

4. 有机磷农药中毒的临床表现有

    A. 支气管痉挛　　　　　B. 瞳孔缩小　　　　　C. 出汗

    D. 流涎　　　　　　　　E. 骨骼肌颤动

参考答案解析：（ABCDE）

有机磷农药可以抑制胆碱酯酶，使胆碱能纤维末梢释放的乙酰胆碱不能及时水解失活而大量积聚。积聚的乙酰胆碱一方面与 M 受体结合，导致支气管痉挛、瞳孔缩小、出汗和流涎；另一方面与骨骼肌终板膜 N_2 受体结合，使骨骼肌发生不规则的收缩而颤动，故答案 ABCDE 正确。

5. 以下哪些改变有增强肌紧张的作用

A. γ 运动神经元兴奋　　　　　B. α 运动神经元兴奋
C. 脑干易化区活动增加　　　　D. 新纹状体病变
E. 黑质多巴胺神经元变性

参考答案解析：（ABCE）

肌紧张是一块肌肉内不同的肌纤维交替性收缩所致。它促使肌肉保持一定紧张性，是一种多突触反射，收缩产生张力的大小与脊髓 γ、α 运动神经元、新纹状体胆碱能神经元兴奋和脑干易化区活动呈正变，而与黑质多巴胺神经元活动呈反变，故答案 ABCE 正确。

（王加真）

► 第十一章

内 分 泌 ◄

一、学 习 纲 要

【掌握】 激素的概念；生长激素与促激素的生理作用；甲状腺激素、糖皮质激素、胰岛素的生理作用。

【熟悉】 激素作用的特征；下丘脑与垂体之间的联系；神经垂体释放的激素及生理作用；下丘脑-腺垂体-甲状腺轴、下丘脑-腺垂体-肾上腺皮质轴的调节及意义；甲状旁腺激素、肾上腺髓质激素、胰高血糖素的生理作用。

【了解】 激素的分类、运输及作用原理；神经分泌及神经内分泌的概念；甲状腺激素的合成与代谢；交感-肾上腺髓质系统、应激与应急反应的概念；甲状腺激素的合成过程及碘对甲状腺激素合成的影响；松果体、胸腺、前列腺的内分泌功能。

二、知 识 旁 引

11-1 比较甲状腺激素与生长激素对生长发育作用的异同点

生长激素和甲状腺激素都有促进机体生长发育的作用。生长激素主要促进骨骼、肌肉和内脏器官的生长发育；甲状腺激素对骨和婴儿脑的发育尤为重要。人在幼年时期若生长激素分泌不足，将出现生长迟缓，身材矮小，称为侏儒症；先天性甲状腺功能不全的患者，不仅身材矮小，而且脑不能充分发育，智力低下，称为先天性甲状腺功能低下，即呆小症（克汀病）。

11-2 甲状腺功能亢进症

甲状腺功能亢进症，简称甲亢，是一种常见的内分泌系统疾病，是由于甲状腺本身产生甲状腺激素过多所引起的一组临床综合征。甲亢的病因包括弥漫性毒性甲状腺肿、结节性毒性甲状腺肿和甲状腺自主高功能腺瘤，其中以弥漫性毒性甲状腺肿最为常见。

甲亢患者血中 T_3 与 T_4 水平增高，导致新陈代谢加速，患者常有疲乏无力、怕热多汗、皮肤潮湿、多食善饥、体重下降、低热等；基础代谢率可比正常值高 $20\%\sim80\%$。神经系统兴奋性增高，出现紧张焦虑、烦躁易怒、失眠不安、多言好动、手脚和眼睑震颤、腱反射亢进等。心血管系统兴奋性增高，出现心悸气短、心动过速、心搏过强、第一心音亢进等。因心输出量增多、收缩压增高、脉压增大，大多数患者有不同程度甲状腺肿大，多呈弥漫性、对称性肿大，部分患者可伴有眼球突出。

11-3 甲状旁腺功能亢进与肾结石

肾结石的直径通常只有几毫米，但当肾结石通过输尿管时，由于坚硬的结石强力扩张输尿管平滑肌，可强烈刺激痛觉神经末梢引起剧烈疼痛，即肾绞痛。肾结石的成分虽然有多种，但钙常常是其重要成分。肾结石的原因虽不完全清楚，但少数肾结石明显与甲状旁腺活动过度有关。

甲状旁腺激素可刺激破骨细胞活动，加强溶解过程，动员骨质中的钙和磷进入血液。甲状旁腺激素分泌过多往往是由于甲状旁腺肿瘤所致。甲状旁腺功能亢进时，血钙浓度增高，血中高浓度的 Ca^{2+} 可自由通过肾小球滤过膜，因此原尿中 Ca^{2+} 浓度明显升高，使尿钙浓度升高。此外，甲状旁腺激素还抑制肾小管重吸收磷，导致尿中磷含量增高。因此甲状旁腺功能亢进时，尿中钙和磷含量均明显升高，超过其溶解度，结果以磷酸钙结晶的形式沉积于肾盂，形成肾结石。因此，肾绞痛可能是甲状旁腺功能亢进的第一个症状。具有肾结石患者应查看有无甲状旁腺功能亢进，如存在甲状旁腺肿瘤，切除肿瘤应是治疗肾结石的手段之一。

三、能 力 训 练

（一）选择题

【A_1 型题】

1. 类固醇激素**不包括**

    A. 皮质醇　　　　　　　B. 醛固酮　　　　　　　C. 雌激素

    D. 孕激素　　　　　　　E. 肾上腺素

2. 糖皮质激素本身没有缩血管效应，但能加强去甲肾上腺素的缩血管作用，这称为

    A. 协同作用　　　　　　B. 拮抗作用　　　　　　C. 反馈作用

    D. 允许作用　　　　　　E. 辅助作用

3. 血液中激素含量很低，但其生物学作用十分显著，原因是

    A. 激素作用的特异性强　　　　　　B. 激素间有相互协同作用

    C. 细胞内有生物放大系统　　　　　D. 激素随血液分布全身

    E. 激素半衰期长

4. 将下丘脑调节肽运送至腺垂体的主要途径是

    A. 神经纤维　　　　　　　　　　　B. 下丘脑垂体束

    C. 轴浆运输　　　　　　　　　　　D. 垂体门脉系统

    E. 神经纤维和垂体门脉

5. 幼年时生长激素分泌不足会导致

    A. 肢端肥大症　　　　　　B. 黏液性水肿　　　　　C. 向心性肥胖

    D. 侏儒症　　　　　　　　E. 巨人症

6. 哪种激素分泌异常可导致黏液性水肿

    A. 糖皮质激素　　　　　　B. 盐皮质激素　　　　　C. 生长激素

    D. 甲状腺激素　　　　　　E. 甲状旁腺激素

7. 治疗呆小症应在出生后何时补充甲状腺激素为最佳时期

    A. 1 个月内　　　　　　　B. 2～3 个月　　　　　　C. 5～6 个月

    D. 10 个月左右　　　　　　E. 12 个月左右

8. 刺激胰岛素分泌的最主要因素是

  A. 促胃液素释放   B. 迷走神经兴奋   C. 血氨基酸浓度升高

  D. 胰高血糖素释放   E. 血糖浓度升高

9. 肾上腺髓质的分泌细胞（嗜铬细胞）直接受

  A. 躯体运动神经支配   B. 交感神经节前纤维支配

  C. 交感神经节后纤维支配   D. 副交感神经节前纤维支配

  E. 副交感神经节后纤维支配

10. 唯一能降低血糖的激素是

  A. 糖皮质激素   B. 胰岛素   C. 胰高血糖素

  D. 甲状旁腺激素   E. 生长激素

11. 关于胰岛素生理作用**不正确**的是

  A. 抑制糖异生   B. 促进蛋白质合成   C. 促进脂肪合成

  D. 促进糖原合成   E. 促进蛋白质分解

12. 肾上腺皮质球状带分泌的激素是

  A. 肾上腺素   B. 去甲肾上腺素   C. 醛固酮

  D. 生长激素   E. 性激素

【A_2 型题】

13. 女性，35 岁，甲状腺手术后，出现了手足搐搦，是由于损伤了

  A. 甲状腺   B. 甲状旁腺   C. 胸腺

  D. 肾上腺   E. 垂体

14. 女性，52 岁，失眠多梦，烦躁不安，多汗消瘦，血压高，心率快，此时最可能的原因是

  A. 甲状腺功能亢进   B. 甲状腺功能低下

  C. 肾上腺皮质功能亢进   D. 甲状腺肿

  E. 肾上腺皮质功能低下

【B_1 型题】

(15~17 题共用备选答案)

  A. 一碘酪氨酸   B. 双碘酪氨酸

  C. 三碘甲腺原氨酸   D. 反三碘甲腺原氨酸

  E. 四碘甲腺原氨酸

15. 生物活性强的是

16. 血液中含量多的是

17. 甲状腺素是

(18~21 题共用备选答案)

  A. 促肾上腺皮质激素释放激素 B. 催乳素

  C. 胰岛素   D. 降钙素

  E. 甲状腺激素

18. 腺垂体分泌的激素是

19. 下丘脑肽能神经元分泌的激素是

20. 胰岛 B 细胞分泌的激素是

21. 甲状腺 C 细胞分泌的激素是

（22～25 题共用备选答案）

    A. 以激素调节为主

    B. 以神经调节为主

    C. 以代谢物反馈调节为主

    D. 受靶腺激素与下丘脑调节双重调控

    E. 以自身调节为主

22. 胰岛素分泌

23. 催产素分泌

24. 促甲状腺激素分泌

25. 糖皮质激素分泌

【X 型题】

26. 腺垂体分泌的促激素包括

    A. 促甲状腺激素　　　　　B. 促肾上腺皮质激素　　　　C. 卵泡刺激素

    D. 黄体生成素　　　　　　E. 促黑激素

27. 激素的一般特征有

    A. 特异性　　　　　　　　B. 信息传递作用　　　　　　C. 高效能生物放大作用

    D. 拮抗作用　　　　　　　E. 允许作用

28. 神经垂体激素主要包括

    A. 生长激素　　　　　　　B. 催乳素　　　　　　　　　C. 促肾上腺皮质激素

    D. 催产素　　　　　　　　E. 血管升压素

29. 应激反应中血中含量明显增加的激素是

    A. 催乳素　　　　　　　　B. 生长激素　　　　　　　　C. 催产素

    D. 促肾上腺皮质激素　　　E. 黄体生成素

30. 甲状腺激素的主要生理作用是

    A. 提高绝大多数组织的耗 O_2 量和产热量

    B. 加速蛋白质和胆固醇的合成

    C. 促进小肠黏膜对糖的吸收

    D. 提高中枢神经系统的兴奋性

    E. 对脑和骨的发育尤为重要

31. 肾上腺皮质功能亢进的患者可出现

    A. 烦躁不安　　　　　　　B. 失眠　　　　　　　　　　C. 注意力不集中

    D. 精神高度紧张　　　　　E. 易出汗

32. 糖皮质激素对血细胞的作用有

    A. 红细胞数量增加　　　　　　　　B. 血小板数量减少

    C. 淋巴细胞数量增加　　　　　　　D. 中性粒细胞数量减少

    E. 嗜酸性粒细胞数量减少

33. 有关胰岛素作用的叙述，正确的是

    A. 促进肝糖原和肌糖原的合成　　　B. 促进组织对葡萄糖的摄取利用

    C. 促进脂肪合成并抑制其分解　　　D. 抑制细胞摄取和利用氨基酸

    E. 促进组织蛋白质分解

34. 降钙素的作用包括
    A. 靶器官主要是骨　　　　B. 升高血钙、血磷　　　　C. 抑制破骨活动
    D. 增强成骨过程　　　　　E. 使尿钙增加

（二）名词解释

35. 内分泌　36. 激素　37. 应激反应　38. 应急反应

（三）填空题

39. 激素按化学性质可分为_____和_____两类。

40. 甲状腺激素包括_____和_____。

41. 肾上腺髓质分泌的激素包括_____和_____，两者都属于儿茶酚胺。

（四）简答题

42. 说出甲状腺激素的生理作用。

43. 何谓应激和应急反应？二者有何区别和联系？

44. 血糖水平主要受哪几种激素调节？简述其对血糖水平的影响。

45. 简述糖皮质激素的生理作用。

（五）参考答案

1. E	2. D	3. C	4. D	5. D	6. D
7. B	8. E	9. B	10. B	11. E	12. C
13. B	14. A	15. C	16. E	17. E	18. B
19. A	20. C	21. D	22. C	23. B	24. D
25. A	26. ABCD	27. ABCDE	28. DE	29. ABD	30. ABCDE
31. ABC	32. AE	33. ABC	34. ACDE		

35. 内分泌：是指内分泌细胞将所产生的激素直接分泌到体液中，并以体液为媒介对靶细胞产生效应的一种分泌形式。

36. 激素：是指由内分泌腺或内分泌细胞分泌的生物活性物质。

37. 应激反应：是指机体受到有害刺激时（如缺氧、创伤、寒冷、饥饿、疼痛、紧张、恐惧等），出现以血中促肾上腺皮质激素和糖皮质激素分泌增加为主的反应。糖皮质激素分泌增多，可大大增强机体对有害刺激的耐受力，提高生存适应性。

38. 应急反应：是指机体在紧急情况下通过交感-肾上腺髓质系统活动增强所发生的适应性反应。

39. 类固醇激素　含氮激素

40. T_3　T_4

41. 肾上腺素　去甲肾上腺素

42. ①调节代谢：提高组织的耗 O_2 量，增加产热量，使基础代谢率（BMR）增高；对糖代谢主要是促进糖的吸收，增强肝糖原分解；促进蛋白质合成；促进脂肪分解氧化及胆固醇的降解。②促进机体生长发育，尤其是骨骼和神经系统的生长发育。③其他作用：提高中枢神经系统的兴奋性；心率加快、心缩力加强、心输出量增加等。

43. 当机体遭遇紧急情况，受到伤害性刺激时，如剧烈运动、焦虑、情绪激动、寒冷、疼痛、失血、脱水、窒息等，可引起应急反应和应激反应。应急反应是以交感-肾上腺髓质系统活动加强为主，使血液中肾上腺髓质激素浓度明显升高，从而充分调动人体的储备能力，克服环境变化对人体造成的"困难"。而应激反应是以下丘脑-腺垂体-肾上腺

皮质轴活动加强为主，使血液中促肾上腺皮质激素（ACTH）和糖皮质激素浓度明显升高，以增加人体对有害刺激的耐受能力，提高生存能力。因此，机体的"应急"和"应激"既相互区别，又紧密联系。引起"应急反应"的各种刺激实际上也是引起"应激反应"的刺激，两者相辅相成，共同提高机体的抵御伤害性刺激的能力。

44. 调节血糖水平的激素主要有胰岛素、胰高血糖素、糖皮质激素、肾上腺素。此外，甲状腺激素、生长激素、去甲肾上腺素等对血糖水平也有一定作用。①胰岛素：促进全身各组织对葡萄糖的摄取和利用，尤其是加速肝细胞和肌细胞摄取葡萄糖合成糖原并贮存；抑制糖原的分解和糖异生作用，降低血糖。②胰高血糖素：促进肝糖原分解及糖异生的作用，使血糖明显升高。③糖皮质激素：促进糖异生，增加肝糖原的贮存；可降低外周组织对胰岛素的反应性，抑制肝外组织对于葡萄糖的摄取和利用，发挥抗胰岛素作用，升高血糖。④肾上腺素和去甲肾上腺素：能促进糖原分解，升高血糖。⑤甲状腺激素：促进小肠黏膜对糖的吸收，增强糖原分解，抑制糖原的合成，并加强肾上腺素、胰高血糖素、皮质醇和生长激素的升高血糖作用；同时可加强外周组织对糖的利用，具有一定降低血糖的作用。⑥生长激素：抑制组织对葡萄糖的利用，减少血液中葡萄糖的消耗，升高血糖。

45. （1）在应激反应中的作用，可增强机体对有害刺激的耐受力。

（2）调节物质代谢；使血糖升高，脂肪向心性分布，促进蛋白质分解。

（3）其他作用：①使血中红细胞、血小板、中性粒细胞增多，淋巴细胞、嗜酸性粒细胞减少；②允许作用，提高血管平滑肌对儿茶酚胺的敏感性；③增加胃酸和胃蛋白酶原的分泌。

（4）大剂量的糖皮质激素还具有抗炎、抗过敏、抗免疫排斥反应和抗休克等药理作用。

四、题 例 解 析

【A₁ 型题】

1. 有关抗利尿激素（ADH）的描述，正确的是

　　A. 是蛋白质类激素

　　B. 由垂体后叶合成，作用于远曲小管和集合管

　　C. 当循环血量减少时，ADH 释放减少，有利于血容量的恢复

　　D. 常用于肺、食管及子宫等器官微血管出血时的止血药

　　E. 增多时导致尿崩症

参考答案解析：（D）

ADH 是 9 肽，主要由下丘脑视上核分泌，贮存于神经垂体，生理状态下浓度很低。当循环血量减少时，ADH 释放增多。ADH 分泌不足时，引起尿崩症。应激状态下，分泌增多，可引起外周小血管收缩，维持一定血压，因此，用于某些脏器出血，但临床并不用于提高血压，故答案 D 正确。

【A₂ 型题】

2. 女性，58 岁，喜热畏寒、言行迟缓、表情淡漠、黏液性水肿，应考虑下列哪种疾病

　　A. 地方性甲状腺肿　　　　B. 肾上腺皮质功能减退　　　C. 侏儒症

D. 甲状腺功能减退　　　E. 甲状腺功能亢进

参考答案解析：（D）

甲状腺功能减退的患者，由于甲状腺激素分泌减少，产热量减少、中枢神经系统的兴奋性降低、蛋白质合成减少、组织间黏蛋白增多、结合了大量的正离子和水，所以，出现喜热畏寒、言行迟缓、表情淡漠、黏液性水肿，故答案 D 正确。

【X 型题】

3. 切除了脑垂体的动物会出现

　　A. 生长停滞　　　　　B. 甲状腺萎缩　　　　　C. 性腺萎缩

　　D. 肾上腺皮质萎缩　　E. 肾上腺髓质萎缩

参考答案解析：（ABCD）

脑垂体切除后，腺垂体分泌的生长激素、促甲状腺激素、促性腺激素、促肾上腺皮质激素在血液中浓度锐减，以至消失，出现生长停滞、甲状腺萎缩、性腺萎缩、肾上腺皮质萎缩。肾上腺髓质受交感神经节前纤维支配，故答案 ABCD 正确。

（柳海滨）

► # 第十二章

生　殖 ◄

一、学习纲要

【掌握】　雄激素、雌激素和孕激素的生理作用；卵巢功能的调节：下丘脑-腺垂体-卵巢轴。

【熟悉】　睾丸生精过程；卵巢生卵、排卵过程及月经周期。

【了解】　睾丸功能的调节。

二、知识旁引

12-1　常用的避孕措施

避孕是采用科学的方法使妇女暂不受孕，可通过以下几个环节来实现：

1. 抑制卵巢排卵　此种方法能抑制下丘脑、腺垂体的分泌功能，阻止卵细胞发育，从而达到避孕目的。

2. 阻止精子和卵子结合　避孕套、阴道隔膜等避孕工具能阻止精子进入阴道或子宫腔。外用避孕药能杀死进入阴道内的精子。男、女绝育手术能阻止精子与卵子排出，是一种永久性的避孕措施。

3. 阻止受精卵着床　子宫是孕育胎儿的部位，在子宫腔内放置节育环以及各种探亲避孕药均可使子宫内膜发生变化，阻止受精卵的着床和发育。

4. 安全期避孕　避开排卵期，利用月经周期推算法、基础体温测量法及宫颈黏液观察法等，使精子和卵子难以结合。

5. 抑制精子的正常发育　采用物理方法（如超声波、微波、温热等刺激睾丸）来抑制睾丸的生精功能。

12-2　人工授精与试管婴儿

人工授精与试管婴儿这两种方法均属于人工辅助生育技术，应用于不孕症妇女。

人工授精是指将取得的男性精子注入女性阴道或子宫颈管内，以达到受孕的目的，属于体内受精。

体外受精和胚胎移植是指从妇女体内取出卵子，放入器皿中培养后，加入受过处理的精子，待卵子受精后，继续培养。当受精卵分裂成 2～8 个卵裂球时，再将它转移到妇女子宫内着床，发育成胎儿直至分娩。由于这个过程的最早阶段是在体外试管内进行，故俗称试管婴儿。试管婴儿的诞生使人类实现了在试管中创造生命的理想。世界上首例试管婴儿在 1978 年 7 月 25 日诞生于英国；我国大陆首例试管婴儿诞生于 1988 年 3 月 10 日，由北京大学医学部（原北京医科大学）第三临床医学院妇产科实施成功。

人工授精与试管婴儿技术的发展，使一些不能正常生育的夫妇生儿育女成为可能，也有利于优生。然而，生殖工程技术发展的同时，也带来了伦理、道德、宗教和法律等一系列社会问题。目前，国内外都在着手制定有关人工辅助生育的法律和管理条例，将运用法律手段来监督和控制人工辅助生育的应用，使其真正为优化民族、造福人类服务。

12-3 围绝经期

从 1994 年起，世界卫生组织提出废弃"更年期"而推荐采用"围绝经期"一词。围绝经期是指妇女卵巢功能逐渐衰退，由性成熟进入老年期的一个过渡阶段。此期长短不一，因人而异，可始于 40 岁，历时 10～20 年。此期卵巢失去周期性排卵的能力，甚至不排卵，出现月经不规则，直至绝经。卵巢内分泌功能逐渐消失，生殖器官逐步萎缩。医学上所用的"围绝经期综合征"是指妇女在围绝经期内由于雌激素水平波动或下降所致的，以自主神经系统功能紊乱为主，伴有神经心理症状的一组症候群。

三、能 力 训 练

（一）选择题

【A₁ 型题】

1. 睾丸的内分泌功能**错误**的是
   A. 维持生精作用
   B. 促进男性第二性征出现并维持正常状态
   C. 体温调节
   D. 促进红细胞合成
   E. 维持正常性欲

2. 对睾丸生精作用的叙述，**错误**的是
   A. 睾丸中的生精小管为精子生长发育的场所
   B. 精子成熟过程大约历经两个多月
   C. 精子成熟需要的营养物质通常由支持细胞提供
   D. 精子生成的适宜温度为体温
   E. 成熟精子运送到附睾后，才逐渐获得运动能力

3. 孕激素的生理作用**不包括**
   A. 子宫颈分泌大量清亮、稀薄的黏液，有利于精子穿行
   B. 子宫内膜进一步增厚，发生分泌期的变化，有利于胚泡着床
   C. 排卵后基础体温升高 0.5℃左右
   D. 促进乳腺腺泡发育，为泌乳作好准备
   E. 使子宫肌对催产素的敏感性降低，防止子宫收缩

4. 精子在体内主要贮存在
   A. 附睾和输精管　　　　B. 睾丸　　　　　　C. 前列腺
   D. 精囊腺　　　　　　　E. 尿道球腺

5. 出现月经是由于血液中哪种激素的浓度急剧下降所致
   A. 生长素　　　　　　　B. 雌激素　　　　　C. 孕激素

D. 雌激素和孕激素　　　　　E. 雌激素和生长素

6. 睾酮的主要产生部位是
   A. 睾丸生精细胞　　　　　　　　B. 睾丸间质细胞
   C. 睾丸支持细胞　　　　　　　　D. 生精小管上皮细胞
   E. 肾上腺皮质网状带细胞

7. 一个正常的月经周期中两侧卵巢内发育成熟的卵泡有
   A. 1个　　　　　　　B. 2个　　　　　　　C. 15～20个
   D. 20～30个　　　　E. 30个以上

8. 成熟的卵泡能分泌大量的
   A. 卵泡刺激素　　　　B. 黄体生长素　　　　C. 人绒毛膜促性腺激素
   D. 雌激素　　　　　　E. 孕激素

9. 排卵时间一般是在月经周期的
   A. 第28天左右　　　B. 第20天左右　　　C. 第14天左右
   D. 第10天左右　　　E. 第6天左右

10. 月经周期中雌激素分泌出现第二高峰的直接原因是
    A. 孕激素的正反馈作用　　　　　B. 雌激素的正反馈作用
    C. 雌二醇的负反馈作用减弱　　　D. 黄体成熟有关
    E. 卵泡刺激素分泌增加的作用

11. 排卵后子宫内膜呈现分泌期变化是由于
    A. 高浓度雌激素的作用　　　　　B. 高浓度孕激素的作用
    C. 黄体生成素浓度升高　　　　　D. 孕激素和雌激素共同作用
    E. 孕激素和雄激素共同作用

12. 卵泡刺激素的作用是促进
    A. 黄体形成　　　　　　　　　　B. 黄体分泌雌激素
    C. 黄体分泌孕激素　　　　　　　D. 卵泡生长发育成熟
    E. 第二性征出现

13. 关于睾丸功能的叙述，**错误**的是
    A. 支持细胞分泌抑制素　　　　　B. 具有产生精子和内分泌功能
    C. 间质细胞分泌雄激素　　　　　D. 贮存精子
    E. 睾酮可维持生精过程

14. 黄体形成后分泌的主要激素是
    A. 雌激素　　　　　　　　　　　B. 孕激素
    C. 孕激素和雌激素　　　　　　　D. 黄体生成素
    E. 孕激素、雌激素和黄体生成素

15. 提示排卵已经发生的指标是
    A. 血清中雌激素浓度增加　　　　B. 血清中孕激素浓度增加
    C. 血清中黄体生成素浓度增加　　D. 体温下降
    E. 血清中卵泡刺激素浓度增加

16. 生成雄激素结合蛋白的是
    A. 支持细胞　　　　B. 间质细胞　　　　C. 基底细胞

D. 生精细胞　　　　　　E. 生精小管

17. 关于雌激素的生理作用，**错误**的是
    A. 使输卵管平滑肌活动增强
    B. 促进阴道上皮细胞增生、角化
    C. 促进子宫内膜进一步增生、腺体分泌
    D. 刺激乳腺导管和结缔组织增生
    E. 促进肾小管对 Na^+ 和水的重吸收

【A_2 型题】

18. 某女，28 岁，婚后 4 年不孕，为其做功能检查，连续 3 个月每日清晨测得基础体温呈一条规则水平线，说明其
    A. 有排卵　　　　　B. 无排卵　　　　　C. 黄体功能不全
    D. 子宫发育不良　　E. 子宫内膜脱落不全

19. 王某，女，45 岁。已育 2 个孩子，健在。其做输卵管结扎术后，有何生理功能变化
    A. 第二性征存在，附性器官萎缩　　　B. 第二性征消失，附性器官萎缩
    C. 不排卵，有月经　　　　　　　　　D. 不排卵，无月经
    E. 有排卵，有月经

【B_1 型题】

(20～23 题共用备选答案)
    A. 雌激素　　　　　B. 孕激素　　　　　C. 卵泡刺激素
    D. 黄体生成素　　　E. 人绒毛膜促性腺激素

20. 促进卵泡成熟的激素是

21. 促进阴道上皮细胞增生角化的激素是

22. 促进间质细胞生成睾酮的是

23. 维持妊娠黄体功能的激素是

【X 型题】

24. 人体能分泌雄激素的器官有
    A. 卵巢　　　　　　B. 睾丸　　　　　　C. 前列腺
    D. 肾上腺皮质　　　E. 腺垂体

25. 下列哪些是雄激素的作用
    A. 维持生精作用　　　　　　　B. 刺激男性附性器官发育
    C. 刺激红细胞生成　　　　　　D. 刺激男性第二性征出现
    E. 促进蛋白质合成

26. 与月经周期的第 7 天相比较，第 21 天时
    A. 血中孕激素升高　　　　　　B. 阴道上皮细胞角化程度增加
    C. 体温升高　　　　　　　　　D. 子宫内膜增厚更加明显
    E. 黄体退化萎缩

27. 参与月经周期活动的激素有
    A. 卵泡刺激素　　　　B. 雌激素　　　　　C. 黄体生成素
    D. 孕激素　　　　　　E. 人绒毛膜促性腺激素

28. 关于卵巢的叙述，正确的是
    A. 在每个月经周期排出 5～10 个卵子
    B. 对子宫内膜的周期性变化是必需的
    C. 一侧卵巢切除后不影响女性第二性征的维持
    D. 其功能受下丘脑和腺垂体激素调控
    E. 只分泌雌激素

29. 孕激素的作用是
    A. 进一步促进子宫内膜及其血管、腺体增生并引起腺体分泌
    B. 使输卵管、子宫平滑肌的活动减弱
    C. 刺激乳腺腺泡发育
    D. 使宫颈黏液分泌增多
    E. 提高子宫平滑肌对催产素的敏感性

30. 雌激素的作用是
    A. 使输卵管、子宫平滑肌的活动减弱
    B. 促进阴道上皮细胞增生、角化并合成大量糖原
    C. 抑制肾脏对水、Na^+的重吸收，使细胞外液量减少
    D. 促进女性附性器官的发育和第二性征的出现
    E. 产热作用

（二）名词解释

31. 生殖　32. 男性第二性征　33. 月经周期　34. 排卵　35. 妊娠黄体

（三）填空题

36. 卵巢在卵泡期主要分泌_____，而黄体期还分泌_____。

37. 卵巢的主要生理功能是产生_____，并分泌_____、_____和少量_____。

38. 刺激和维持男性第二性征的激素是_____；刺激女性第二性征的激素是_____。

39. 黄体生成素（LH）作用于睾丸_____细胞，引起_____分泌。

40. 月经周期中，由于血中_____和_____浓度下降，导致子宫内膜脱落、出血，形成月经。

41. 健康女性月经周期平均为_____天，子宫内膜变化可分为_____、_____和_____。

42. 血中_____高峰可作为排卵的标志。

（四）简答题

43. 试述月经周期中卵巢和子宫内膜的变化。

44. 雌激素的主要作用有哪些？

45. 孕激素的主要作用有哪些？

46. 雄激素的生理作用主要有哪些？

47. 试述月经周期形成的机制。

（五）参考答案

1. C　　　2. D　　　3. A　　　4. A　　　5. D　　　6. B

7. A　　8. D　　9. C　　10. D　　11. D　　12. D

13. D　　14. C　　15. B　　16. A　　17. C　　18. B

19. E　　20. C　　21. A　　22. D　　23. E　　24. ABD

25. ABCDE　26. ACD　　27. ABCD　28. BCD　　29. ABC　　30. BD

31. 生殖：随着生长发育成熟，到青春期后，生物体具有产生与自己相似子代个体的能力，这种功能称为生殖。

32. 男性第二性征：到了青春期，由于雄激素的作用，男性外表开始出现一系列区别于女性的特征，称为男性第二性征。如长胡须、嗓音低沉、喉结突出、骨骼粗壮、肌肉发达等。

33. 月经周期：女性从青春期起，每月一次的子宫内膜剥脱和出血的周期性变化。

34. 排卵：卵泡成熟后卵泡壁破裂，次级卵母细胞与附着的透明带、放射冠等随同卵泡液排至腹腔的过程。

35. 妊娠黄体：如排出的卵子受精，黄体则发育形成妊娠黄体，继续分泌孕激素和雌激素，使子宫内膜继续增厚形成蜕膜。

36. 雌激素　孕激素

37. 卵子　雌激素　孕激素　雄激素

38. 雄激素　雌激素

39. 间质　雄激素

40. 雌激素　孕激素

41. 28　月经期　增殖期　分泌期

42. 黄体生成素

43. ①增殖期（排卵前期）：月经周期的第5～14天。卵巢中卵泡生长发育成熟，分泌雌激素。雌激素使子宫内膜增生变厚，血管、腺体增生，但腺体不分泌。②分泌期（排卵后期）：月经周期的第15～28天。排卵后残余的卵泡形成黄体，分泌大量孕激素和雌激素。孕激素使子宫内膜进一步增生变厚，血管充血，腺体分泌。子宫内膜变得松软和富含营养物质，为胚泡着床和发育作准备。③月经期：月经周期的第1～4天。若排出的卵子未受精，黄体退化，孕激素、雌激素分泌减少。子宫内膜失去这两种激素的支持，血管痉挛，内膜缺血、坏死，脱落和出血，即月经来潮。

44. ①促进女性附性器官的生长发育。促进输卵管的运动，有利于精子与卵子的运行；促使子宫内膜发生增殖期的变化，使子宫颈分泌稀薄的黏液，有利于精子穿行，提高子宫肌对催产素的敏感性；刺激阴道上皮细胞增生、角化，并合成大量糖原，在乳酸杆菌作用下糖原分解，使阴道分泌物呈酸性，增强阴道对细菌的抵抗力。②激发第二性征的出现。雌激素刺激乳腺导管和结缔组织增生，促进乳腺发育，使全身脂肪和毛发分布具有女性特征，音调较高，骨盆宽大等。③对代谢的作用。刺激成骨细胞的活动，加速骨的生长；加速蛋白质的合成，从而促进生长发育；促进肾对水和 Na^+ 的重吸收，增强细胞外液的量。

45. ①对子宫的作用。使子宫内膜进一步增生变厚，腺体分泌，呈现分泌期改变，有利于胚泡着床；降低子宫平滑肌的兴奋性，抑制子宫收缩，为胚泡的生长发育提供适宜环境；使宫颈黏液减少变稠，不利于精子穿过。②对乳腺的作用。促进乳腺腺泡发育，为分娩后泌乳作准备。③产热作用。女子基础体温在排卵前较低，排卵后升高 $0.5℃$ 左右。

46. ①刺激男性附性器官的生长发育，并维持其正常状态与功能。②维持生精作用，睾酮能与生精细胞相应受体结合，促进精子的生成过程。③促进男性第二性征的出现并维持其正常状态，睾酮还有维持正常性欲的功能。④促进蛋白质的合成，特别是肌肉和生殖器官的蛋白质合成，同时还能促进骨骼生长，钙磷沉积和红细胞生成。

47. 月经周期形成的机制与下丘脑-腺垂体-卵巢轴的活动密切相关。

（1）增殖期的形成。女性青春期开始，下丘脑分泌促性腺激素释放激素（GnRH）使腺垂体分泌促卵泡激素（FSH）和 LH，FSH 促进卵泡发育，并与少量 LH 配合使卵泡分泌雌激素。雌激素使子宫内膜呈增殖期变化。至排卵前约 1 周，血中雌激素浓度明显上升，通过负反馈使血中 FSH 下降，LH 仍稳步上升。此时雌激素可加强 FSH 作用，通过局部正反馈使本身浓度不断提高，到排卵前 1～2 天达高峰。高峰浓度的雌激素通过正反馈，触发腺垂体对 FSH 特别是 LH 的分泌，形成血中 LH 高峰，导致了排卵，并促使黄体的形成。

（2）分泌期和月经期的形成。排卵后生成的黄体在 LH 作用下发育并分泌大量的孕激素和雌激素，使子宫内膜呈分泌期变化。随着这两种激素分泌不断增加，并在排卵后 8～10 天达高峰，出现了对下丘脑-腺垂体的负反馈作用，抑制了 GnRH、FSH、LH 的分泌。此期若不受孕，黄体将由于 LH 分泌减少而退化、萎缩，致使血中孕激素、雌激素浓度迅速下降，一方面导致子宫内膜剥脱出血形成月经，另一方面对下丘脑-腺垂体的反馈抑制解除，卵泡又在 FSH 的作用下发育，新的周期又开始了。

四、题 例 解 析

【A₁ 型题】

1. 女性基础体温在排卵后升高 0.5℃左右，与下列哪种激素有关

    A. 雌激素　　　　　　　B. 孕激素　　　　　　　C. 卵泡刺激素

    D. 黄体生成素　　　　　E. 甲状腺激素

参考答案解析：（B）

孕激素有产热作用，女性基础体温在排卵前先出现短暂降低，而在排卵后升高 0.5℃左右，并在黄体期一直维持在此水平上，临床上常将这一基础体温的双相变化，作为判定排卵的标志之一。妇女在绝经或卵巢摘除后，这种双相的体温变化消失，如果注射孕酮则可引起基础体温升高，因此认为基础体温的升高与孕酮有关，故答案 B 正确。

【A₂ 型题】

2. 某女士，30 岁，其月经周期为 30 天，在月经周期第 13 天妇科检查，阴道涂片可见

    A. 细胞呈增殖期变化　　B. 细胞呈分泌期变化　　C. 几乎全是角化细胞

    D. 白细胞增多　　　　　E. 红细胞增多

参考答案解析：（C）

月经周期的第 13 天正是处于卵泡期末，排卵前不久。此期内，卵巢中的卵泡处于发育和成熟阶段，并不断分泌雌激素。雌激素可刺激阴道上皮细胞大量增生、角化，增强阴道抵抗细菌的能力等作用，故答案 C 正确。

【X 型题】

3. 关于雌激素生理作用的叙述，说法正确的是

A. 使子宫内膜增生，血管增长，腺体分泌

B. 增强子宫平滑肌，输卵管平滑肌对催产素的敏感性

C. 使阴道上皮增生角化，糖原合成，维持酸性环境

D. 促进女性附性器官的生长，激发女性第二性征的出现

E. 使子宫颈管黏液分泌量少，质变黏稠，不利于精子的通过

参考答案解析：（BCD）

雌激素具有以下生理作用：①促使子宫发育、子宫内膜增生和肌层增厚；增加子宫平滑肌对催产素的敏感性；拉丝度增加，以利于精子的通过，排卵期宫颈黏液涂片干燥后镜检可见羊齿叶状结晶。②促进卵泡发育。③增强输卵管的蠕动，有利于受精卵的输送。④使阴道上皮细胞增生、角化，细胞内糖原增加，保持阴道弱酸性环境（pH4～5）。⑤使乳腺导管增生，乳头、乳晕着色。大剂量雌激素可抑制乳汁分泌。促进第二性征发育，故答案 BCD 正确。

（马　艳）